M&Mで改善する！
ICUの重症患者管理

何が起きたか？ なぜ起きたか？ 今後どうすべきか？
同じエラーをくり返さないために

編／讃井將満

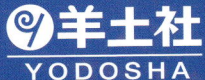

謹告

　本書に記載されている診断法・治療法に関しては，発行時点における最新の情報に基づき，正確を期するよう，著者ならびに出版社はそれぞれ最善の努力を払っております．しかし，医学，医療の進歩により，記載された内容が正確かつ完全ではなくなる場合もございます．

　したがって，実際の診断法・治療法で，熟知していない，あるいは汎用されていない新薬をはじめとする医薬品の使用，検査の実施および判読にあたっては，まず医薬品添付文書や機器および試薬の説明書で確認され，また診療技術に関しては十分考慮されたうえで，常に細心の注意を払われるようお願いいたします．

　本書記載の診断法・治療法・医薬品・検査法・疾患への適応などが，その後の医学研究ならびに医療の進歩により本書発行後に変更された場合，その診断法・治療法・医薬品・検査法・疾患への適応などによる不測の事故に対して，著者ならびに出版社はその責を負いかねますのでご了承ください．

本書を手に取ってくださったみなさまへ

　随分長いこと集中治療室（ICU）で働いてきました．少なからず，いや多くの，人の死に立ち会って来ました．おそらくダメだろうと半ば諦めていたら回復し，人間の生命力に単純に感動したり，病勢が強すぎて何をやっても反応せず，こんなに人間はあっさり亡くなるのだと呆然とし，医療者としての無力感に苛まれたこともあります．

　救命できた患者さんよりもできなかった患者さんの方が長く記憶に残っています．おそらくみなさんもそうではないでしょうか．患者さんの死に直面する度に，そこに至るまでのプロセスを振り返り，何か異なる転帰をもたらすような介入ができたかどうか思いを巡らせます．みなさんも，もう少し早く介入ができていれば，あのときに違う選択をしていれば，もしかしたら転帰は変わっていたかもしれないと自然に考えますよね．

　ICUの代表的疾患である敗血症，急性呼吸促迫症候群の死亡率は依然として20～30%台と高く，多臓器不全になれば死亡率はうなぎのぼりに上昇します．ギリギリの分岐点に立たされたときに，選択の違いや決断の遅れで異なる転帰をもたらすこともあるのは確かです．しかし，あくまで後ろ向きに振り返り想定した分岐点ですし，異なる道を選択したら果たして結果が異なったかどうか決して明らかにはなりません．

　この「もし．．．．」は，急性期に関わる多くの医師が患者さんの死に当たり自然に行う"振り返り"です．そして死から何か未来につながるものを得ようとします．本書の14例のケースカンファレンスのなかに，そのような患者さんの死や重大事象を未来に活かすべく，もがいている真摯な医療者の態度を垣間みることができます．一人でもがくのではなくチームでもがき，診療を改善しようとする医療者たちです．

本書の目的と対象読者

　本書を制作するに当たり2つの目的を設定しました．そして，それに応じた読者を想定しました．

　第一の目的は，M&Mカンファレンスになじみの薄い読者に，M&Mカンファレンスとは一体どのようなものかイメージをもってもらい，自分の部署で行う際のヒントとして活用してもらうというものです．したがって，対象とする読者は，

- 医療の安全や質が問われる昨今，M&Mがどのようなモノか知りたい
- 実際にM&Mを開催したいが，どのようにやったらよいかわからない
- 院内でM&Mを開催したが頓挫した．復活したいができないでいる

方でしょうか．職種や経験は特に問いません．14例のケースカンファレンスも，急性期で働く医療者以外にもできるだけわかりやすく共感できるように書かれています．

第二の目的は他人が経験した重大事象を純粋に教材として自己学習してもらうというものです．したがって対象の読者は

- 急性期重症患者診療に関して症例を通して自分の知識を増やしたい
- 他人の経験した重大事象から学び，自分の未来の診療に役立てたい

方で，ICUや救急部門で勉強中の若手医師ということになるでしょう．

　前者の"M&M知りたい派"の読者はいずれかのタイミングで「総論：M&Mを始めよう　M&Mとは何か？」や各ケースカンファレンスの最後に登場するコラム「M&Mを終えて Dr.讃井の一言」をお読みになることをお勧めします．
　一方，後者の"自己学習派"の読者は，総論を飛ばして興味が湧いたケースから気の向くままに読んでください．少し飽きたら箸休めに総論や「Dr.讃井の一言」を覗いてみてください．臨床に役立つヒントが隠されているのに気づくでしょう．
　本邦でも，病院内の医療安全と質を高める動きが普及してきました．しかし，誤解が多かったり用語が一人歩きしたり，まだまだそのポテンシャルを十分に発揮できているとはいえません．筆者は，M&Mを通して

- 失敗を認めそれを公開，共有し，そこから冷静に学び質の改善に結びつける文化を育て，
- 医療者，病院システムとして一種の生涯学習を継続し，
- 医療の安全と質を高めることに貢献する

という，いささか不遜な野望をもっています．

本書内のカンファレンスについて

　以下にケースカンファレンスを読むに当たっての注意事項をお示しします．

- 実際の症例がヒントになっているが細部は大幅に変更してある
- 会話は記録や録音を書き取ったものではなく，完全な創作である
- 会話に口語らしくない表現や説明的な表現が含まれている
- 会話中に，良い会話例，悪い会話例を用いてカンファレンス運営上のヒントをちりばめた

　会話を読んで違和感を感じる読者がいらっしゃるかもしれませんが，文章としての読みやすさを求め，M&Mとはどんなものかをお知らせしたいという意図があっての結果であることをご了解いただければ幸いです．

最後に，今まで私と一緒に院内や学会レベルで開催したM&Mカンファレンスに協力していただいた関係者のみなさま，寝る間を惜しんで文献を調べスライドを作ってくれた心熱い若きドクターたちに，特に本書のケースカンファレンスを創作してくれた将来有望な若き急性期ドクターたちにこの場を借りて御礼申し上げます．また，羊土社編集部の皆さん，特に職場まで頻繁にご足労願った保坂早苗さん，迅速に製作作業を進めてくれた中林雄高さん，そして今まで勉強させていただいた患者さんおよびその家族に感謝の意を表したいと思います．

2013年9月

自治医科大学附属さいたま医療センター
麻酔科・集中治療部
讃井將満

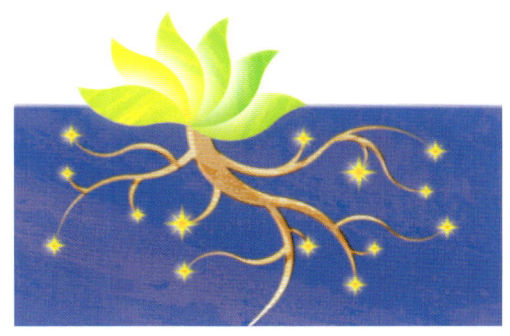

M&Mで改善する！ICUの重症患者管理

何が起きたか？ なぜ起きたか？ 今後どうすべきか？ 同じエラーをくり返さないために

目次

本書を手に取ってくださったみなさまへ	讃井將満	3
カラーアトラス		8

総論：M&Mを始めよう

M&Mとは何か？	讃井將満	10

M&Mケースカンファレンス〜重大事例から学ぶ

■気道・呼吸

Case ❶ 人工呼吸器管理中の換気困難	岩井健一	24
Case ❷ 経皮的気管切開後の出血	讃井將満	37
Case ❸ 経皮的気管切開1週間後の緊張性気胸	市場稔久	46

■循環

Case ❹ 周術期心筋虚血	松尾耕一，山口大介	57
Case ❺ 脳梗塞を合併した人工弁心内膜炎	塩塚潤二	70

■体液・電解質

Case ❻ ICU退室後の心室細動	瀬尾龍太郎	79

CONTENTS

■ 栄養・腹部

Case 7　心臓外科手術後の非閉塞性腸管虚血 ……………………… 山下和人　90

Case 8　経肛門減圧チューブによる大腸穿孔
　　　　〜院内M&Mデータベースの検討 ……… 中須昭雄，八幡浩信　101

Column　沖縄県立中部病院におけるM&Mカンファレンスのしかた … 中須昭雄　112

■ 感染

Case 9　開腹人工血管置換術後の肺炎・敗血症性ショック ……… 齋藤敬太　116

Case 10　人工肛門閉鎖術後の中毒性巨大結腸症 …………………… 大沼　哲　125

Case 11　抗菌薬de-escalation後のVAPの増悪 …………………… 石岡春彦　135

■ 血液・凝固

Case 12　脳外科術後の肺血栓塞栓症 ………………………………… 笹渕裕介　145

■ その他

Case 13　中心静脈カテーテル挿入に伴う機械的合併症 …………… 飯塚悠祐　155

Case 14　透析用カテーテル留置患者の空気塞栓 …………………… 下薗崇宏　167

索　引 ……………………………………………………………………………… 178

執筆者一覧 ………………………………………………………………………… 180

M&Mを終えて Dr.讃井の一言　　　　　　　　　　　　　　　　讃井將満

- M&Mの醍醐味 …………………………… 36
- 議論のポイントを絞る …………………… 45
- 良い司会者とは …………………………… 55
- 早期開催を心がけ，ナースの証言を大切にする …………………………… 68
- M&Mの主旨を浸透させるには ………… 77
- ICU入室・退室時の申し送り …………… 88
- M&Mを根付かせるには ………………… 100
- データベース作成の意義 ………………… 110
- M&Mカンファレンスはこの挨拶から … 124
- 思い込みを打破するには ………………… 133
- 外部コメンテーターを最大限利用するには …………………………… 143
- ながらカンファレンスの効果 …………… 153
- 個人の努力に頼らない改善策の提案を … 165
- 「誰が」は禁句ですが… ………………… 177

カラーアトラス

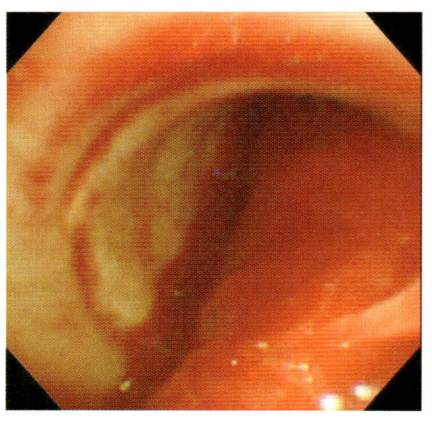
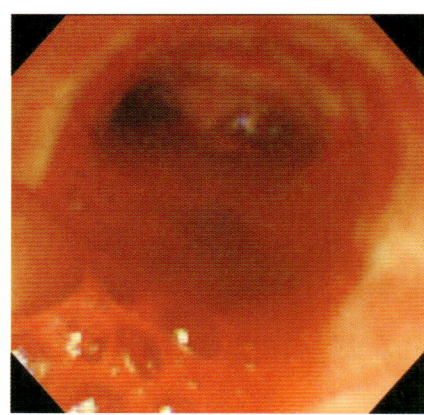

●気管支鏡所見（CPA前）（p.40 図1参照）

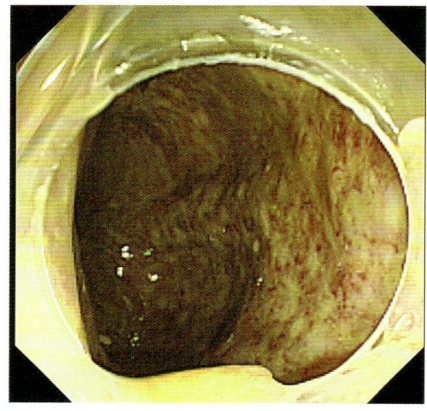

●偽膜性腸炎（p.126 図3参照）
腸管粘膜が全周性に黄白色の偽膜で覆われている

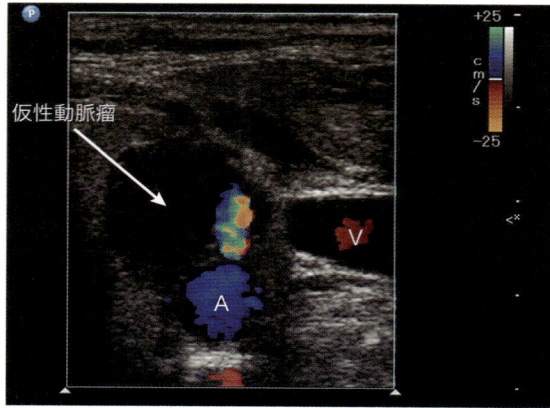

●総頸動脈から仮性動脈瘤へ血液が流入している（p.157 図2参照）
A：総頸動脈　V：内頸静脈

総論

M&Mを始めよう

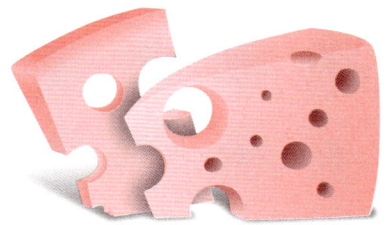

総論：M&Mを始めよう

M&Mとは何か？

讃井將満

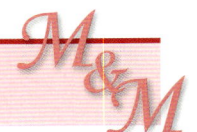

効率の良い学習とは

　本書を紐解くみなさんは，臨床の実践で使える知識や考え方をどのようにして身につけたでしょうか．知識や考え方が長くアタマのなかに留まるのは，どのような学習の仕方をしたときだったでしょうか．最初に少し振り返ってみましょう（**表1**）．

　伝統的な"読んで，聞いて"学習するものに比べ，"疑似体験型"の学習効果が高いことは私たちの直感にあっていますよね．このことは，実際に私たち急性期診療の世界でも実証されています[1,2]．しかしさらに学習効果が高いと思うのは，"自分自身の体験"ではないでしょうか．学生時代に教科書で学んでピンとこなかった病気を医療者になって一目見た瞬間「あ，そういうことだったんだ」と思った経験をもつ人も多いはずです．もちろん一目見るよりも，くり返し経験した事象，担当医となって悩み困った症例の方が記憶に残りやすいでしょう．さらに考えると，何か強烈な印象を残す出来事を伴った場合には一生忘れないものになりますよね．

　強烈な印象としては，患者や家族とのちょっとした会話の場合もありますし，緊急事態，重大なインシデントやアクシデント[注1]の場合もあります．実際の体験はきわめて重いのです．逆にいえば，人間の記憶装置はそれほど優秀でなく，長く残る回路を形成するには相当の衝撃が必要といってもよいでしょう．人は自分にふりかかった何らかの重大事象から自然に学び，同様な事象が起きたときにその学習結果を適用しようとするものなのです．

　しかし，この"事象→学習"のプロセスにはいくつかピットフォールが潜んでいます．緊急事態，重大なインシデントやアクシデントは滅多にあるものではありません（逆にしょっちゅう起こっても困ります）．このことは，勉強する材料（個人の経験する量）には限界がある，つまりは教育機会が多くないということですね．ここに，シミュレーショントレーニングやproblem-based leaning（PBL）[注2]を代表とする疑似体験学習の1つの意義が存在します．しかし，体験した事象を一般化して疑似学習教材化するプロセスにおいて，知っておかなければならない前提があります．

注1：【インシデント】予期せぬ出来事やエラーが発生したが，患者・来訪者・職員には届かなかったもの，および届いたが傷害が発生しなかったもの[3]
　　　【アクシデント】予期せぬ出来事やエラーが発生し，それによって患者・来訪者・職員に傷害が発生したもの[3]
注2：【problem-based learning】problem-based learning（PBL）は能動的学習（active learning）の一形式で，臨床に即した問題を解決する体験を介して思考プロセスと知識の習得を図る教育法の1つです[4]．典型的なPBLでは，議論が円滑に進むのを助けるチューターのもと，少人数で構成されるグループに症例が提示され，実際の臨床に即した問題が与えられ，それを解決する過程を通じて学習します．

表1　各種の学習媒体

	公的，オープン	私的，クローズド
読んで	各種出版物	レジュメ，メモ
聞いて	公的なレクチャー	ベッドサイドティーチング，同僚のひとこと
疑似体験で	シミュレーション	PBL
体験して	―	実際の症例

PBL：problem-based learning

　まず，"事象→学習"のプロセスにおいて，自分のなかで事象を振り返り，それに関連する出版物を読むだけでは，各種のバイアス，誤謬が入り込む可能性があり，人によっては間違った結論が導かれる可能性があります．

　例えば，低血糖患者に対しレジデントのA医師が50％ブドウ糖20 mLをボーラス投与した後に患者が心室細動になるという事象が発生したとします．この事象からA医師は『50％ブドウ糖の添付文書には副作用として心室細動の記載はないが，「本剤は使用成績調査等の副作用発現頻度が明確となる調査を実施していない」[5]という記載があるから，起こっても不思議はない．以後，50％ブドウ糖のボーラス投与は危険だから点滴静注で1時間かけて行うべし』と学習し，以後このプラクティスを実践するようになりました．彼の学習プロセスとその結論は正しかったでしょうか（正しいわけがありません）．まず，

・その時点での患者の状態，既往歴に事象（＝心室細動）と関連する背景因子はなかったか
・投与から心室細動が起こる前後の経過
・薬剤の投与法は末梢静脈から投与したのか中心静脈から投与したのか，投与スピードはどれくらいだったか，自分で薬を準備したのか，ほかの誰かが用意したものを受け取って投与したのか

などの事実関係を確認したうえで，同様な事例が過去になかったか，どのような事柄が関連するか文献を調べ，なぜそのような事象が起こったのか分析することが必要です．仮に薬剤の誤投与すなわち誤薬というエラー（過誤）があり心室細動が起きた場合，「誤薬が心室細動の原因でした」と結論づけてそれ以上分析を進めなければ，なぜ誤薬が起きたのかは明らかにならず，未来に活かす学習にはつながりません．なぜ起こったかの真の原因を同定して，はじめてどのような有効な対策を講じるべきかが見えてくるでしょう．**エラー（＝誤薬）は原因ではなく何らかの誘因や背景因子による結果**[6]と考えるべきなのです．

　このようなプロセスを経てはじめて未来に活きる"事象→学習"といえるでしょう．実は体験から正しく学ぶのも相当骨が折れる作業なのですね．最も効率の良い学習法であるがゆえに，それを最大限利用しない手はない，だから多少の手間もかけましょうと言い換えることができます．

　この学習プロセスは複数の人の間で共有して行った方が効率的です．理由は以下です．
①上述の例のように1人で思い悩み調べるには限界がある
②個人レベルで解決できる問題というよりシステムレベルの問題が関与する事例が多い．すなわち，個人としての学習に加えて，システムとして学習できることがある
③起こる事象の頻度はそれほど高くない場合が多い．貴重な個人の体験を個人レベルにとどめて

おかずに，多くの人の間で"事象→学習"のプロセスを共有し，部門，科，病院，地域の各レベルでシステムとして学習した方が，その体験を最大限に活用できる
ここに複数の人が集まってディスカッションする意義があるといえるでしょう．

M&Mカンファレンスとは

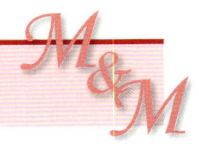

　Morbidity & Mortality（合併症および死亡：M&M）カンファレンスは，まさにこのように多人数が集まって"事象→学習"を辿るプロセスといえるでしょう．すなわち，重大事象が起きたときに事実関係を明らかにし，原因を究明すべく関係者が集まってディスカッションし，未来に活かすために個人かつシステムとして学習するプロセスなのです．言い換えれば，診療の質および安全性を改善する目的で重大事象が起きたケースを同僚間で振り返るプロセスです．本書では，

事例を通して
①何が起きたか
②なぜ起きたか
③どうすべきであったか

の3つのキーワードを明らかにし，最終的にプロトコールの導入や診療の改善を図るものと定義しておきます[7, 8] 注3．

　この総論では，今述べた定義のほかに，歴史，タイプ，症例検討会との違い，分類，問題点，成功のためのキーワードなどについて述べ，M&Mとは何か，そのイメージをつかんでいただけるようにしたいと思います．

❶ M&Mの歴史

　M&Mカンファレンスは，1900年頃にマサチューセッツ総合病院外科医であったErnest A Codmanによって始められたとされています[7]．彼は，症状，臨床診断，治療計画，合併症，最終診断，アウトカムを記載した各患者の最終結果カード（end result card）を作成しました．さらに，何らかのエラーがあった場合にはそのカードに記載し，エラーを分類し，カードを公開し，委員会を設置してエラーの修正を図ろうとするシステムを作ろうとしました．ちなみに，当時の同僚から猛烈な反発をくらい，病院を辞めざるを得なくなったといいます．このアイデアは，その後1916年の米国外科学会（American College of Surgeons）による診療標準化につながっていきます．

注3：実はM&Mの正確な定義，型が確立されているわけではありません．できるだけ事実関係をクリアーにしてRCA（根本原因分析：後述）を行う事故調査委員会に近いもの，症例検討会に近いもの，レジデントと対話をしながらのインターアクティブなティーチング・カンファレンスに近いものなど，施設，目的，好みに合わせて変幻自在であってよいと思います．
　ただし，多少形が変わっても常に変わらずに大切なのは，①何が起きたか，②なぜ起きたか，③どうすべきであったか，の3つのキーワードを忘れないことです．それに加えて，体験はわれわれに強烈なイメージを与え，学ぶのに最も有用な材料に違いありませんが，人間は忘れやすい動物です．個人という不確実な存在に依存しない"システムを改良する"ところまで昇華させるという理念ももつ必要があるます[4, 7]．

1935年には，フィラデルフィアで地域の複数施設が集まって，麻酔死亡委員会（Anesthesia Mortality Committee）を設立し，死亡を含む麻酔関連の重大な合併症に関して多施設で振り返り，情報を共有し，地域の診療標準の質を高めようとしました[7]．この組織は1940年に麻酔研究委員会（Anesthesia Study Commission）と名前を変え，話し合われるトピックの幅も広がり，ミーティングはすべての医師，レジデント，非会員に開放され，麻酔科医ばかりでなく，外科医，内科医も参加するようになりました．この委員会は1カ月に1回開催され，定期的に報告書を作成するようになりました．1945年の報告書によれば，死亡の3分の2が防止でき（preventable），死亡の原因に関する委員会の結論は，しばしば死亡時に作成された死亡報告書（death report）のそれと異なっていた，と報告されています．

　この委員会の目的と形式は，善きにつけ悪しきにつけ現代のM&Mカンファレンスに通じるものをもっていました[7]．例えば，個人の教育とシステムの改善という2つの目的が明確で，匿名性，任意性を維持しながらエラーに対して正面から向き合う一方で，訴訟に対する恐れから必ずしも重大事象のすべてが報告されたわけではなく，軽微なエラーに議論が集中する傾向にありました．

　その後，1983年には，卒後教育認証審議会（Accreditation Council of Graduate Medical Education：ACGME）によって，認可された外科レジデントプログラムに，すべての合併症や死亡に関して振り返る週1回のM&Mカンファレンスの開催が求められるようになりました[9]．

　一方，1999年に，"To err is human"（医療は過誤という呪縛からは決して逃れることができない）という，驚愕の事実が確かなデータをもって公表されました[10]．「入院させること自体が患者に新たな害を与え，退院後の生活の質を落とすばかりでなく死亡のリスクにさえ満ちている」，「病院ほど患者にとって危険な場所はない」などの耳の痛い言葉が喧伝されました．確かに，この事実は表向きは驚愕の事実に違いないのですが，多くの医療者は，「もしかしたらその通り病院は危険な場所であり，住み心地の良いところではない」と内心気づいていたが，その事実に真剣に目を向けずにいただけなのかもしれません．

　このような背景から米国で医療の安全と質に対する意識が高まりました．私たちは，病院が患者にとって必ずしも安全ではなく，改善の余地が大きい場所であるという事実を素直に認め，医療の安全と質を求める社会的要請に真摯に答える必要に迫られているのです．

　このような医療安全を追求する社会的要請に呼応して，"医療システムの安全性と質の向上"を主眼として開催されるM&Mも増加し，米国では米国保健医療政策研究庁（Agency for Healthcare Research and Quality：AHRQ）がインターネット上で"web M&M"を公開するようになりました[11]注4．日本でも医療安全全国共同行動という団体によって[12]，"地域におけるM&Mの開催"が努力目標として奨励されています．

❷ 医療者教育型と医療安全型

　このようにM&Mの歴史を概観すると，**M&Mには，①医療者としての資質の改善と②システムの改善という2つの目的がある**ことがおぼろげながらわかります．その目的を果たすための形

注4：AHRQ web M&Mは，各種の重大事象やエラーの宝庫です．えっ，そんなことあるの，と驚くものもあります．自分の周囲に何か起きたら，もちろんPubMedなどによる通常の文献検索を行うことも有用ですが，このAHRQ web M&Mを覗いてみることもお勧めします．

式として，M&Mは大きく両極のかたち，すなわち医療者教育型と医療安全型に分けることができそうです（表2）.

医療者教育型M&Mは，その目的が医療者の知識の向上という点で，下記に述べる症例検討会や臨床病理検討会（clinicopathological conference：CPC）に似ています．一方，究極の医療安全型M&Mは，いわゆる事故調査委員会になるでしょう．ただし，医療者教育型と医療安全型を厳密に区分することは難しく，目的や参加者に応じてあらかじめどちらの型に近くなるか意識しながら準備，運営すればよいのではないでしょうか．

❸ 症例検討会とM&Mの違い

では，症例検討会とM&Mはどのように違うのでしょうか（表3）.

症例検討会は，外部公開が原則で，珍しい症例，困難だったが成功した症例を主な題材とし，ディスカッションの主な目的は「私たちは困難な症例に対して世界的に新しいことを行い，うまくいきました」ので「同じような困難な症例を経験したらぜひ試してください」など，教育的な情報の共有になります．

一方M&Mは外部非公開を前提とし，日常遭遇する症例のなかから，「通常起こらない重大な事象が起きた」症例を題材として，根本原因分析（root cause analysis：RCA）の手法を用いて体系的に原因を解析し（後述），「そのとき何がどのような順序で起こったのか」，「なぜそれをしたのか（あるいはしなかったのか）」，「どうすればよかったか」などの解析を行います．

表2　M&Mカンファレンスの2型：医療者教育型と医療安全型

	医療者教育型	医療安全型
目的	個人の診療を改善	チーム診療，院内診療を改善
症例	教育的症例	インシデントやアクシデント
参加者	医師のみ	多職種が参加
やり方	教育的ポイントに要点を絞る	時間をかけて十分なRCA
議論の根拠	医学的妥当性が優先	経験，院内ローカルルールが優先する場合も

RCA：根本原因分析

表3　症例検討会とM&Mカンファレンスの違い

	症例検討会	M&M
典型的な症例	成功例	失敗例，重大事象
	珍しい症例	一般的，教訓的症例
目的	医療者教育	医療者教育，システム改善
ディスカッション形式	議論の要点が絞られる	RCAの手法を用いてシステマチックに
情報公開	外部に公開	外部に非公開
雰囲気	勉強モード	反省モード

M&Mの究極の目的は，診療をより良くすることです．決して「誰がそんなとんでもないことしたんだ」，「やったのはきみか」，「十分に反省しなさい」などと個人を攻めることはせず，自由に議論できる雰囲気づくりを心がけ，カンファレンス終了時にtake home messages（もち帰るべき教訓）を発信し，さらに後日プロトコールやルールの改訂や作成を行い，その周知徹底を心がけます．

❹ スイスチーズモデル

　では，原因の解析はどのようなプロセスで行われるのでしょうか．

　一般に，事故は単独の要因によって起こるのではなく，複数の要因が重なって起こる場合がほとんどです（表4）．何スライスか重なったスイスチーズのそれぞれのスライスに穴が開いていても，スライスが重なっていれば，通常はその穴が一直線に結ばれることはないので事故は起こらない．事故が起こるのはその穴が一直線に連なったときである，というモデルをご存知の方も多いと思います（図1）．ちなみにこのモデルは，心理学者である英国Manchester大学のJames Reason先生が考案したとされています[14]．重大事象は，患者さんに害を及ぼさない程度の小さ

表4　重大事象に関連する要因の分類

①人的要因：コミュニケーション
②人的要因：教育
③人的要因：疲労/労働環境
④設備・機器の運用
⑤設備・機器の設定
⑥規則/方針/手順
⑦防止策
⑧患者・家族の対応
⑨管理

文献13より引用

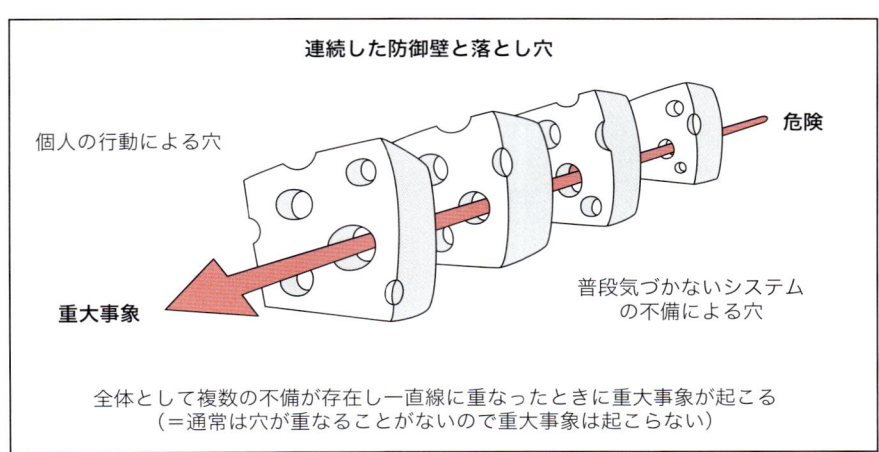

図1　エラー発生のスイスチーズモデル
文献6を参考に作製

な思い違い，思い込み，過小評価，やむにやまれぬ理由，気づかないシステムの不備などが複数重なった結果起こることが多いのです．このことは引き続くケースカンファレンス（各論）を読んでいただければ十分に納得していただけるでしょう．

このように考えると医療ミスと断定できるものは本来的に少数派と思います．すなわち，医療ミスを，「多くの医療者が当然行うべき（または行ってはならない）標準的な医療行為を怠った（またはやってしまった）結果，患者さんに不利益がもたらされたもので，明白な因果関係が認められるもの」と定義するとすれば，原因としてある単独の行為を同定できるケースはむしろ少数派である，という意味です．

RCA：根本原因分析

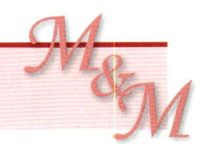

❶ RCAによる原因追求のプロセス

では，根本原因分析（root cause analysis：RCA）の手法による原因追及のプロセスとはいったいどういうものなのでしょうか[11]（**図2**）．順を追って説明しましょう．まず，重大事象にかかわる因子を分類します（**表4**）．すなわち，①人的要因：コミュニケーション，②人的要因：教育，③人的要因：疲労/労働環境，④設備・機器の運用，⑤設備・機器の設定，⑥規則/方針/手順，⑦防止策，⑧患者・家族の対応，⑨管理などの，いわゆるスイスチーズの一切れが事象に関連していなかったかどうか順番に検討します．次に，それぞれの要因に不備がなかったか，すなわちそれぞれのスライスに穴があいていなかったかどうかチェックします．このようなプロセスを経て見つかった関連事象や問題点について，なぜ起こったか，さらにその関連因子を追求していきます（**表5**）．前述の通り，同定が可能な因子が1つでほかに関与する因子が見つからない，あるいは因子と事象のそれぞれが独立し1対1で対応するケースは稀です．通常は考察のプロセ

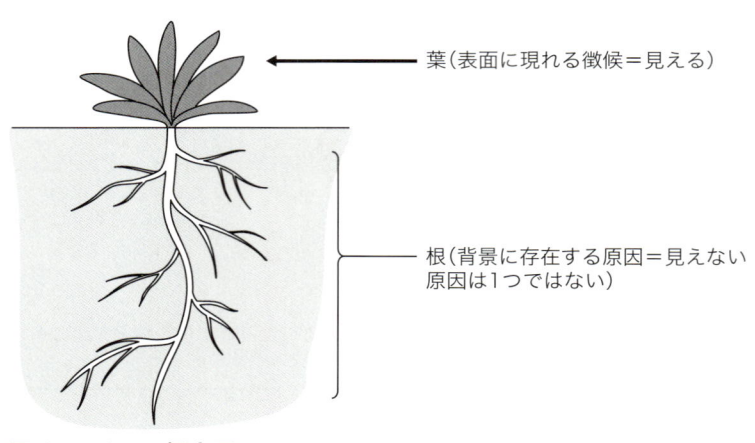

図2　RCAの概念図

スはすぐには終わらず，1つ因子が見つかれば，それがなぜ起こったか関連因子を考察していく作業が必要になります（図3）．このようにして，因子の連鎖を見つけ，最終的に究極の原因（root cause）を探す行程がRCAという作業なのです．前述したM&Mの形式と同様[注3]，RCAにも確立されたプロトコールがあるわけではありませんが[15]，事実を時間の経過に沿って把握する事象関連図（図4）の作成と，システム要因への展開と要因の掘り下げの因果関係図（図5）作成により，**時間的な流れ，事象の相互関係を可視化することを重要視**する研究者もいます[12,16]．

注意しなければならないのは，RCAという言葉から何らかの重大事象の背景には，数少ない根本原因があるかのようなイメージが生じやすいことでしょう．原因は多岐に渡り，その関係性，すなわち表面上関係なさそうな複数の根本原因の組み合わせこそが原因として重要な場合も多いので，RCAよりもむしろシステム分析（systems analysis）という用語を用いるべきであると主張する研究者もいます[15]．

❷ RCAをM&Mで活かすために

実際，目についた問題をあげてそれに関して議論を行って満足し，根本的に解決されるべき問題に関する議論が抜けてしまうということがしばしば起こります（医療者教育型M&Mに起こることが多いかもしれません）．このRCAは，表面的な問題をあげつらって，それに対処をすることで満足しがちな私たちにとって最適の「原因同定のやり方モデル」になるでしょう．

例えば誤薬という事象があったときの要因は，薬剤自体の問題（例えばラベルがほかのと似て

表5　RCAの手順

1．何が問題か定義する
2．データと証拠を集める
3．問題と因果関係のある因子をできるだけあげ，なぜ起きたか議論する（表4の要因ごとの分析にしたがって）
4．そのような因子のなかで何を取り除けば再発が防げるか議論する
5．再発を防止でき，目標を達成でき，他の問題を起こさないような効果的な解決法を同定する
6．推薦・勧告を発行する
7．推薦・勧告が遵守されその効果があるかどうか確認する

文献11より引用

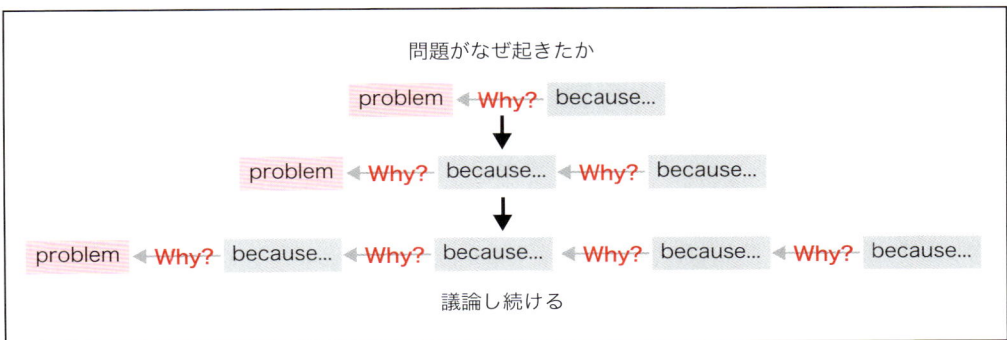

図3　RCAにおける"なぜ"の旅

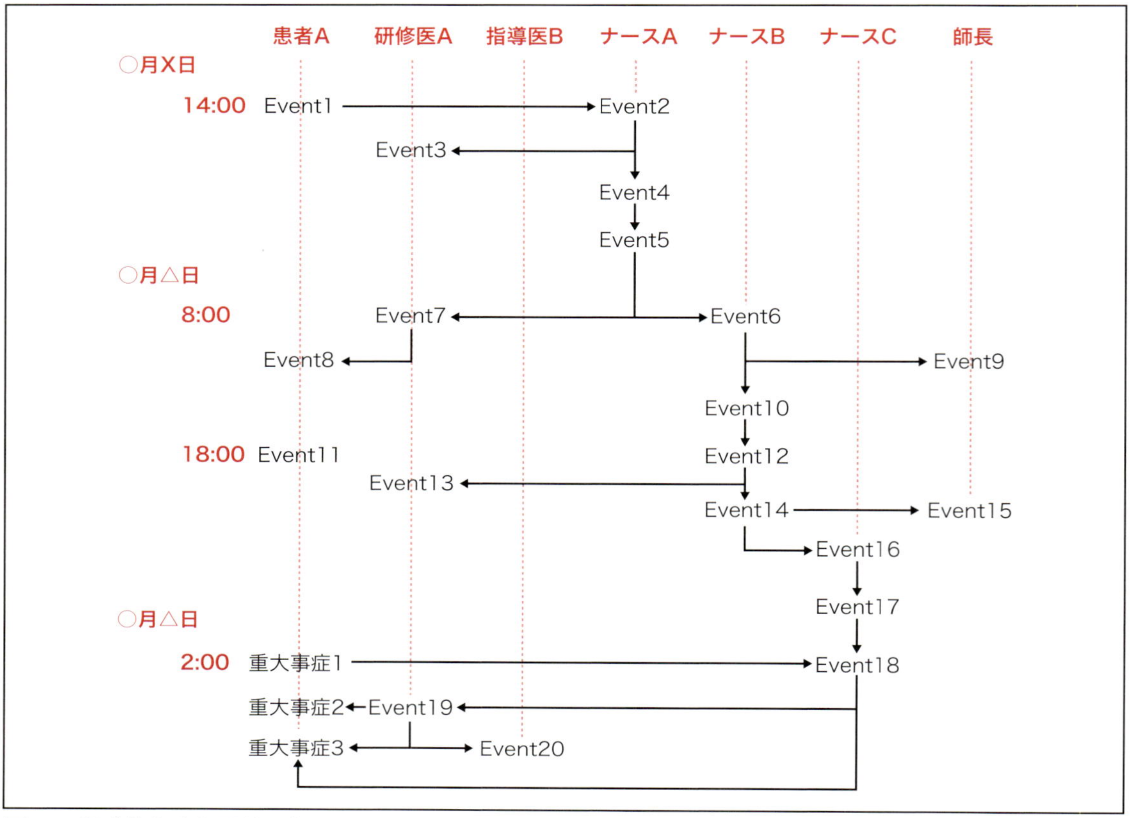

図4 経時的な事象関連図例
事例を元にした作成例はCase 9図2を参照（p.123）

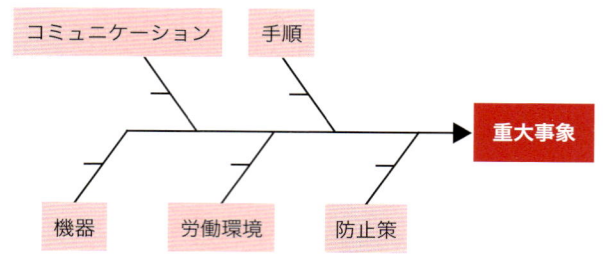

図5 因果関係図例

いる），医療者自身の知識不足，仕事量，時間帯，環境，機器など多岐にわたるはずで，結論・提案が「この薬はラベルが似ていて間違いやすいから注意するように」で終わってしまえば，"他の薬剤で"，"違うシチュエーションで"，"M＆Mに参加しなかった他の医療従事者で"同様の誤薬が起こる可能性を防止できませんよね．

　一方で，このようなRCAの作業は時間もかかり，忙しい医療者にとっては大きな重荷になりま

す．早急に解決策を提出したいときに対応できなかったり，何回も会議を行っているうちに事象の記憶が薄れたり，いくつもあがった要因のなかで最も改善すべき「重要かつ本質的な1個か2個のroot cause」へ注ぐべきエネルギーが切れてしまうかもしれない，結果として長続きしないという欠点をもっています．

したがって，筆者は，すべてのM&Mカンファレンスで正式なRCAを行うことは現実的ではなく，表層的な原因分析と対処に終始しないように"RCAの精神を尊重"すればいいのだ，と割り切っています．**施設ごと，部門ごと，事象ごと，最終的なそのM&Mカンファレンスの目的ごとに可変式にしておく**，と長続きするのではないでしょうか．

良いM&Mカンファレンスのコツ

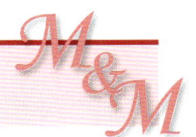

M&Mカンファレンスのコツをいくつかあげるとすれば，

・医療者の負担を考えて1回の開催でできるだけ多くの参加者が集まれる時間を選ぶ．
・同時に，発表者と司会が事前に十分に事実関係を調査し，ディスカッションし，文献的検索を行い，カンファレンスのテーマを「重要かつ本質的な」ものに絞る．
・①何が起きたか，②なぜ起きたか，③どうすべきであったか，3つのキーワードを念頭に1時間で少数の結論を導く．
・その後のプロトコール作成，改訂作業はプロジェクトチームを作って行う．

などがあげられるでしょう．

さらに考えると，良いM&Mは，記憶が鮮明な早期に開催され，司会進行者，発表者，コメンテーターが十分に文献をレビューのうえ，事前に打ち合わせを行い，「誰が何をどうした」と言わずに「何がどのように行われた」という言い回しを使い，司会進行者が個人攻撃や本論とかけ離れた質問をコントロールしながら，できるだけ文献ベースにディスカッションする，といえるでしょう．一方，悪いM&Mは，参加者が主旨を理解しておらず，表面的な事象やエラーの指摘に終始し，体系的に要因を分析できず，改善のための有効な解決策を導くことができないといえるかもしれません．

表6，**表7**から良いM&M，悪いM&Mそれぞれのイメージをつかんでいただければ幸いです．

M&Mカンファレンス後の重要性

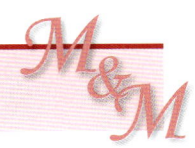

最後に，**プロトコール作成・改変だけで満足してはならない**，ということを述べて総論を終えたいと思います．作成したプロトコールが日々の臨床で遵守されているか，そのプロトコールが患者診療の役に立っているかという視点からの評価と，それにもとづく弛まない改善が必要です．プロトコール作成からその評価と改訂に至る過程を，PDCAサイクル，すなわち計画（Plan）-実施（Do）-確認（Check）-対策（Act）のサイクルに沿って行うとよいでしょう[12]（**表8**）．

表6 良いM&M

1. 記憶がフレッシュな早期に開催する
2. 現場を知っている当事者が参加する方が詳細な事実関係が明らかになりやすい
3. 「誰が何をどうした」という言葉を使わず「何がどのように行われた」という言葉を使う
4. シニアレジデントクラスが症例提示を担当（指導医クラスでは参加者が厳しい質問をしにくくなり，ジュニアでは症例プレゼンテーションするだけで精一杯になる）
5. 院内外のコメンテーターの参加が望ましい（ただしコメンテーターの意見に左右されやすくなることに注意）
6. 司会進行者，発表者，コメンテーターがよく下調べし，打ち合わせを行う
7. 参加者もできるだけ文献ベースの発言を心がける
8. 年長者の発言に左右されやすいので注意する
9. 本論とかけ離れた質問には司会進行者が制限を加える
10. 個人攻撃ととれる発言には警告を与える
11. 最後に司会者がtake home messageを発する
12. その後のプロトコール作成とその周知徹底を行う

表7 悪いM&M

1. 司会や主催者がRCAの概念を理解していない
2. プレゼンテーションがよく準備されていない
3. 参加者が趣旨を理解していない
4. 本論と関連のない質問が多い
5. ただの「間違い探し」に終始する
6. 改善のための有効な決定打を打ち出せない

表8 PDCAサイクル

計画（Plan）	：目標を設定し，これを実現するためのプロセスを設計する
実施（Do）	：計画を実行する．進捗をモニターし舵取りを行う
確認（Check）	：成果指標などによって活動の結果を評価し，目標と比較する
対策（Act）	：不備な点を是正し，成功したやり方を標準化する

文献12より引用

　2000年以降，医療安全，チーム医療，医療教育など，今まで注目を浴びてこなかった分野が脚光を浴びるようになりました．それに伴い院内外で，耳障りの良い受け入れやすい目標，テクニック，プロトコールが披露されるようになりました．それらを掲げること自体は大変素晴らしいことですが，私たちは掲げることで満足してしまいがちで，その内容が真に根拠にもとづくものなのか吟味が不足しているな，と感じることもしばしばあります．さらに，そのような**介入，変更によって患者アウトカムが改善されたのか，という視点が依然として不足している**気がしてなりません．M&Mカンファレンスも然りで，カンファレンスを行うだけでなく，その後のプロトコール改変を行う必要がありますし，プロトコールを改変するだけでなくそれが遵守されているかチェックすることが必要ですし，最終的にはこれらのプロセスによって患者アウトカムが改善したかを評価することが重要なのです．

参考文献

1) Ford, D. G. et al.:Impact of simulation-based learning on medication error rates in critically ill patients. Intensive Care Med, 36:1526-1531, 2010
2) Steadman, R. H. et al.:Simulation-based training is superior to problem-based learning for the acquisition of critical assessment and management skills. Crit Care Med, 34:151-157, 2006
3) アクシデント・インシデントの定義(例).東京海上メディカルサービス　https://www.tms-hsp.net/tool/pdf/manual_incident-accident_2.pdf
4) Oja, K. J.:Using problem-based learning in the clinical setting to improve nursing students' critical thinking:an evidence review. J Nurs Educ, 50:145-151, 2011
5) 日本薬局方 ブドウ糖注射液「大塚糖液」添付文書〔2012年4月改訂（第11版）〕　http://www.otsukakj.jp/med_nutrition/dikj/tenpu/gl_bnotk.pdf
6) Reason, J.:Human error:models and management. BMJ, 320:768-770, 2000
7) Orlander, J. D. et al.:The morbidity and mortality conference:the delicate nature of learning from error. Acad Med, 77:1001-1006, 2002
8) Pelieu, I. et al.:Impact of organizational culture on preventability assessment of selected adverse events in the ICU:evaluation of morbidity and mortality conferences. Intensive Care Med, 39:1214-1220, 2013
9) Hutter, M. M. et al.:Identification of surgical complications and deaths:an assessment of the traditional surgical morbidity and mortality conference compared with the American College of Surgeons-National Surgical Quality Improvement Program. J Am Coll Surg, 203:618-624, 2006
10) To Err is Human:Building a Safer Health System (Kohn, K. T. et al, eds.). National Academy Press, 1999
11) webM&M. AHRQ（Agency for Healthcare Research and Quality）ホームページ　http://www.webmm.ahrq.gov/
12) 医療安全全国共同行動ホームページ　http://kyodokodo.jp/index_b.html
13) 第5章　安全管理のための方策.「医師・歯科医師に対する継続的医学教育のための資料集」.国立保健医療科学院ホームページ　http://www.niph.go.jp/entrance/pdf_file/chapter5.pdf
14) Reason, J.:The contribution of latent human failures to the breakdown of complex systems. Philos Trans R Soc Lond B Biol Sci, 327:475-484, 1990
15) 種田憲一郎:RCA（Root Cause Analysis）とは.医療の質・安全会誌, 2:260-265, 2007
16) 村上弘之 ほか:病院感染医療事故から学ぶ.ヒューマンエラーへの考えを改め、ヒューマンファクター分析を知る．INFECT CONTROL 19:103-112, 2010

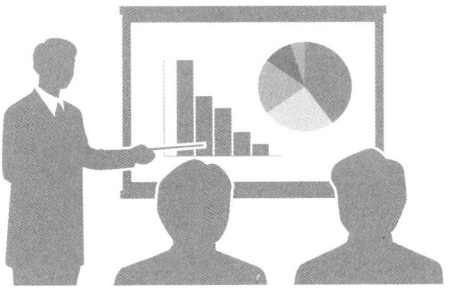

M&M
ケースカンファレンス
～重大事例から学ぶ

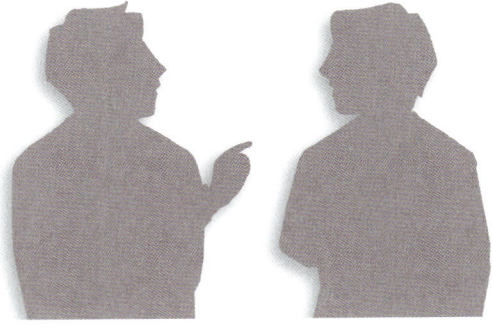

気道・呼吸

M&Mケースカンファレンス〜重大事例から学ぶ

Case 1
人工呼吸器管理中の換気困難

岩井健一

■ はじめに

人工呼吸器管理中に換気が不能になったら何を考え，どのような対応をとるべきでしょうか．待ったなしの対応が求められます．

カンファレンス参加者
- 司会 司会者（集中治療専門医）
- 発表者 プレゼンターM（後期研修医）
- 初期 初期研修医A
- 後期 後期研修医B
- 麻酔系 麻酔科系集中治療専門医C
- 内科系 内科系集中治療専門医D

Conference

症例：71歳男性．急性呼吸促迫症候群（acute respiratory distress syndrome：ARDS）のために人工呼吸中

現病歴

インフルエンザ肺炎に伴うARDSにより，ICU入室当日から人工呼吸器管理を開始した．その時点の肺酸素化能は，PEEP 15 cmH$_2$O使用下で，P/F比が122とすでに低下していた．感染症治療としてメロペネム，シプロフロキサシン，ペラミビルの投与を開始し，敗血症性ショックに対して，ノルアドレナリン0.4 μg/kg/分の投与，輸液負荷，低用量ステロイド（ハイドロコルチゾン200 mg/日）投与を行い，さらに，肺動脈カテーテルを挿入し循環動態のモニタリングを開始した．第3病日に右側気胸を併発し，胸腔ドレーンを挿入したが，第5病日にはCT画像上，気胸は改善し，胸腔ドレーンのクランプテストを行っても気胸の再発がなかったため，ドレーンを抜去した．また，ICU入室当日以来38℃以上の発熱を認めていたが，第6病日には40℃に達し，大量の下痢便，血圧の低下をきたしたことから，*Clostridium difficile*関連腸炎の発症を疑い，経験的にバンコマイシンの経口投与を開始した．

既往歴

心房細動（40歳から）：近医よりメチルジゴキシン，ワルファリン投薬中．

生活歴・嗜好・アレルギー

会社役員として現役で働いている．ADLは自立．飲酒なし・喫煙なし．アレルギーなし．

内服歴

メチルジゴキシン，ワルファリン（両方とも当院入院後から休薬中）．

第7病日朝の他覚所見および評価と計画
表1

表1　第7病日朝のICU回診シート

XX年○○月Z日　（土）　　年齢　77歳　　性別　M　　体重　78 kg　（病前体重75 kg）				
病歴サマリー：インフルエンザ感染症に伴うARDS，右気胸後，*Clostridium difficile* 関連腸炎の疑い，敗血症性ショック，心房細動				
既往歴：心房細動（メチルジゴキシン，ワルファリン常用内服中）				
現在の問題点，主なできごと：*Clostridium difficile* 関連腸炎を疑い経口バンコマイシン開始				
バイタルサイン 　GCS　　　E3 VT M6　　　RASS　　　−1〜−2 　呼吸数　　32回/分　　　　SpO$_2$　　94 % 　心拍数　　115回/分　　　リズム　　Af 　血圧　　　95/60 mmHg（平均75 mmHg） 　PAP　　　28/14 mmHg　　CVP　　　10 mmHg 　SvO$_2$　　66 %　　　　　CI　　　　4.5 L/分/m^2 　最高体温　39.8℃　　　　直近の体温　39.2℃		薬剤 　鎮静：モルヒネ7 mg/時 　昇圧剤：ノルアドレナリン0.35 μg/kg/分 　消化管出血予防：オメプラゾール　1回20 mg，1日2回静注 　抗凝固薬：未分画ヘパリン20,000単位/日・持続静注 　抗菌薬： 　　メロペネム1回0.5 g，1日4回静注 　　シプロフロキサシン1回300 mg，1日2回静注 　　バンコマイシン　1回125 mg，1日4回経管投与 　血糖管理：速効型インスリン1〜2単位/時でスケール投与		
呼吸器設定 　モード　　　BIPAP（二相式気道陽圧） 　FiO$_2$　　　0.8　　　　　　PS　　　　10 cmH$_2$O 　PEEP High　23 cmH$_2$O　　T-high　　1.5秒 　PEEP Low　15 cmH$_2$O　　換気回数　25回/分				
呼吸器観察値： 　一回換気量　380 mL　　　　分時換気量　12.5 L/分 　ピーク圧　　25 cmH$_2$O　　プラトー圧　23 cmH$_2$O				
血液ガス 　pH 7.464，PaCO$_2$ 46.5 Torr，PaO$_2$ 62.6 Torr， 　HCO$_3^-$ 27.3 mEq/L，BE −0.5 mEq/L，SO$_2$ 91.5 %， 　乳酸 2.7 mmol/L		栄養 　Type　TPN 　総カロリー　　1,500 kcal/日 　蛋白　　　　　1.5 g/kg/日　　　脂肪　　5 kcal/kg/日		
イン　　　　　　　　アウト 3,500 mL　　　　　尿　　　　　1,500 mL 　　　　　　　　　　ドレナージ　0 mL 　　　　　　　　　　便　　　　　1,000 mL バランス　1,000 mL				
身体所見 　外観：発熱著明，発汗なし，血圧不安定　　　　　　　　　頭頸部：特記なし 　胸部：呼吸音減弱，左右差なし，心雑音なし　　　　　　　腹部：腸蠕動音減弱，腹満軽度認める 　四肢：上下肢ともに浮腫軽度あり，末梢冷感を軽度認める　神経：RASS −2，脳神経系に異常を認めない 　皮膚：右胸第4-5肋間鎖骨中線上にトロッカー抜去瘢あり（感染徴候なし），右内頸静脈より肺動脈カテーテル挿入中 　　　　（感染徴候なし），左橈骨動脈より観血的動脈圧モニター挿入中（感染徴候なし） 　その他特記なし				

（次頁へ続く）

（前頁からの続き）

血液検査	WBC 16.8×10³/μL↑, Hb 11.7 g/dL, Plt 69×10³/μL↓, PT-INR 1.54↑, APTT 48秒↑, AST 112 IU/L↑, ALT 154 IU/L↑, LDH 309 IU/L↑, T-Bil 1.4 mg/dL↑, UN 48 mg/dL↑, Cr 1.77 mg/dL↑, Na 143 mEq/L, K 4.5 mEq/L, Cl 05 mEq/L
その他検査	胸部X線：両側肺浸潤影を認める，気胸・皮下気腫はない 細菌学的検査：痰培養：*Enterobacter cloacae*, *Candida albicans*　　血液培養・尿培養・便培養：検査中　　CD-Toxin：陰性
プロブレム・リスト	1. ARDS　2. 偽膜性腸炎の疑い　3. 敗血症性ショック　4. 心房細動
アセスメントと計画	中枢神経系：モルヒネにて鎮静中．脳神経系に異常を認めない．RASS＝0〜−2を目標に鎮静継続 呼吸：肺酸素化能はやや悪化傾向．分時換気量12 L/分以上が持続．今の設定を継続 循環：敗血症性ショックを想定．ノルアドレナリン0.35 μg/kg/分でサポート中．肺動脈カテーテルにてモニタリング中．できればノルアドレナリン減量したい 腎・泌尿器：連日プラスバランスで経過．腎機能悪化傾向 消化器・栄養：下痢便を多量に認める．CD-Toxinは今のところ陰性．TPN継続 内分泌・代謝：インスリン持続投与にて血糖値180 mg/dLでコントロール範囲内 血液・凝固：心房細動に対しヘパリン継続中．APTTはまずまず．その他異常なし 感染：細菌性肺炎/偽膜性腸炎に対する抗菌療法継続中．連日，高度発熱あり（＞39℃）．CDトキシン再度提出．培養結果確認 その他：DVT予防：未分画ヘパリン持続静注投与　　リハビリ：床上にて他動運動を施行中

経過

第6病日夜間より，頸部の角度により気管挿管チューブからエアリークがあることが担当看護師より集中治療医に報告されていた．その際は，一回換気量に変化がないため経過観察とされた．

第7病日午前7時頃から，カプノモニターの呼気終末炭酸ガス分圧が70 mmHg台と高値になることがあった．

8時25分
人工呼吸器の分時換気量低下アラームがときに鳴るようになり，同時にそれまで25 cmH₂O程度で安定していた最高気道内圧（ピーク圧）が30 cmH₂Oまで上昇した．このときの一回換気量は300 mL程度であった．また，看護師が気管吸引を行おうとしたところ，それまでと比べて気管吸引管がスムーズに入っていかなかった．

9時20分
ピーク圧33〜35 cmH₂O，一回換気量200〜250 mL．胸郭の挙上が悪く，呼吸音は減弱していた．気管吸引を行う際に，吸引管が入りにくかった．

9時30分
一回換気量が150〜200 mLとさらに低下．胸郭挙上が認められなくなった．異常を感じた担当看護師により，集中治療医がコールされた．

9時33分
ジャクソンリース回路にて用手換気するも換気困難であった．

9時35分
徐脈（心拍数40回/分台）となり，直後に無脈性電気活動（pulseless electrical activity：PEA）に移行したため，ただちに心肺蘇生を開始した．心臓マッサージ開始直後，若干換気できるようになった．

9時36分
自己心拍再開．気道内圧の上昇を認めたことと，第3病日に発症した気胸のエピソードから，緊張性気胸の可能性が高いと判断し，右胸腔へ14G留置針を挿入したところ，エアリーク様の音が一瞬聴取された．

9時40分
たまたま居合わせた，心臓外科医の手技により右胸腔へ胸腔ドレーン（20 Fr）を挿入したところ，エアリークは確認できなかった．

9時46分
胸部X撮影を施行したところ，両側肺に気胸はなかった．次に，気管吸引管が入りづらかったことから，気管チューブの気管分泌物による閉塞を疑い，気管支ファイバースコープ（気管支鏡）による観察を行ったところ，内腔がほぼ閉塞していた．

9時51分
チューブエクスチェンジャーを用いて気管チューブを新しいものに交換した．抜去されたチューブ内腔は粘稠度の高い痰が全周性にこびりついていた．気管チューブ交換後，ピーク圧25 cmH$_2$O，一回換気量 400 mLと換気状況は改善した．

何が起きたか？

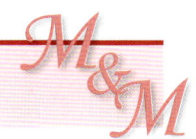

司会 では，何が起きたのか整理してみましょうか．まず何か質問，確認しておきたいことはありますか？

後期 インフルエンザ感染症によるARDSということですが，治療はうまくいっていたのでしょうか？

発表者 病勢はどちらかというと悪化していました．気胸の発症，持続する高体温，併発する敗血症性ショック．敗血症の原因として *Clostridium difficile* 関連腸炎を最も疑っていました．

麻酔系 人工呼吸器の設定はどのような感じでしたか？

発表者 呼吸器はいつも使っているPuritan Bennett™840でBIPAP mode（biphasic positive airway pressure：二相式気道陽圧），各設定はFiO$_2$ 0.8，PEEP High 23 cmH$_2$O，PEEP Low 15 cmH$_2$O，PEEP High時間 1.5秒，PS 10 cmH$_2$O，換気回数25回/分でした．

麻酔系 これは日々設定が厳しくなっていく傾向があったと考えてよいですか？

発表者 はい．病勢の悪化とともに酸素化の悪化も認めたわけですが，気胸を合併したため圧を上げるよりFiO$_2$で対応する方針でした．

内科系 分時換気量はどうでしたか？

発表者 常に12 L/分以上と高分時換気量の状態が持続していました．

司会 ほかにありますか？

内科系 人工呼吸器のグラフィックモニターに何か変化が現れましたか？

発表者 意識してみていなかったです．特に気づきませんでした．

全員 ……．

|司会| ないようですので，発表者のM先生，何が起きたのかまとめてもらえますか？

|発表者| はい．本日話し合うべきメインの出来事としては，以下のようにまとめられると思います．

何が起きたか？ 〜まとめ

インフルエンザ感染症によるARDS患者．人工呼吸器管理中に，右気胸を発症した．病勢は悪化傾向だった（敗血症性ショック，持続する高度発熱・酸素化の悪化）．このような経過の患者が，
・呼気終末炭酸ガス分圧の上昇
・気道内圧の上昇，一回換気量の低下
・気管吸引カテーテルの挿入困難
・増悪する換気困難
を呈し，最終的に徐脈，PEAに至った

なぜ起きたか？ 今後どのようにすべきか？

|司会| では，なぜこのような事態が起こったか話し合ってみましょう．何か質問，コメントはありますか．

❶ 換気困難の原因

|初期| この患者さんに限らず，人工呼吸器管理中に起こった突然の呼吸苦や換気困難の原因にはどのような鑑別診断があるのでしょうか？

|発表者| それは，患者側の要因と，人工呼吸器側の要因に分けて考えるとわかりやすいと思います[1, 2]．すなわち，患者側の要因として，気管挿管チューブの閉塞・屈曲，気管分泌物による気道閉塞，気胸，気管支痙攣，心原性肺水腫，肺の過膨張，体位変換，腹部膨隆，肺塞栓症，等があげられ，人工呼吸器側の要因としては，呼吸回路の外れ，呼吸回路の故障，患者と呼吸器の非同調，等があげられます（表2）．

|後期| たくさんありますねー．鑑別が難しそうです．

|麻酔系| そうですね．しかも，多くのケースでは，呼吸苦や換気困難とともに低酸素血症をきたしているはずですから，鑑別診断をできるだけ早く行い，それに対応した処置を素早く開始しなければなりません．

|司会| 人工呼吸器管理中の**致死的低酸素血症の鑑別診断においては**，

①見逃すと命にかかわるものをまず除外する，

②発生頻度が高い順番に考える，

③それでも鑑別できない場合は，いつも決まった順序で系統立てて検索する，

といった考え方が重要と思います．つまり，

①見逃すと命にかかわるものとして，気胸，気道閉塞（分泌物），気管チューブトラブル，機器トラブル，肺塞栓を除外し，

②発生頻度が高いものとして，過鎮静による自発呼吸の消失，無気肺，気道閉塞（分泌物），気管支痙攣，肺水腫を考え，それでも原因がわからない場合は，

③呼吸器→回路→気管チューブ→気道→胸郭→肺の順に決まった順序で原因となっている事象の検索，鑑別を行う

といいと思います．これはいざというときに急にやろうと思ってもなかなかできないので，普段からこのように考える癖をつけておくといいと思います．

（内科系）この鑑別診断アプローチは参考になりますね．それにちょっとつけ加えると，患者側の原因としては，大きく分けて，気道の閉塞（気道抵抗の上昇）と，肺・胸郭コンプライアンスの低下があげられます（図1）．これらは，人工呼吸器のグラフィックモニターを確認すること

表2　突然の呼吸苦や換気困難の原因

①患者側の原因	②人工呼吸器側の原因
・気管チューブの問題 ・気管分泌物（痰づまり） ・気胸 ・気管支痙攣 ・心原性肺水腫 ・肺の過膨脹（auto-PEEP） ・体位変換 ・腹部膨隆 ・肺塞栓症	・呼吸回路の外れ ・呼吸回路の故障 ・患者と呼吸器の非同調 　不適切なトリガー感度 　不適切な吸気フロー 　不適切な換気モード

文献1，2より引用

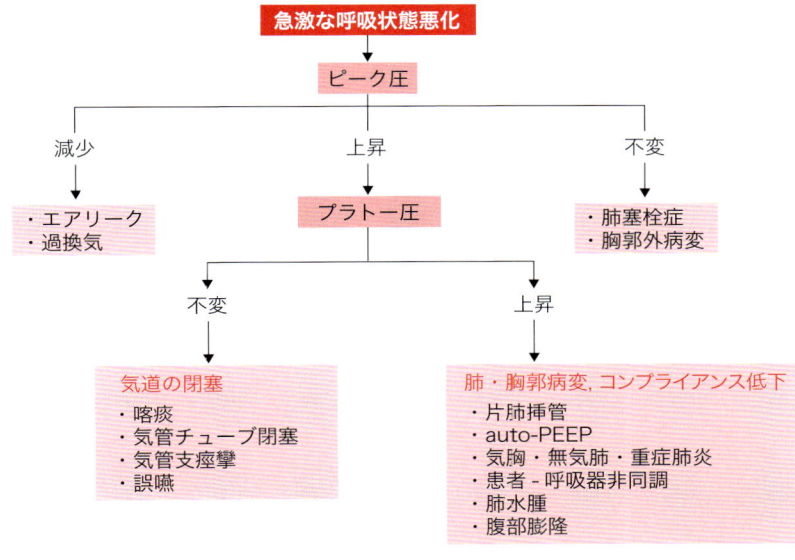

図1　換気困難の鑑別
文献1，3より引用

により鑑別することが可能です．従量式換気モードで管理中なら気道内圧曲線，今回の患者さんのように従圧式換気モードで管理中なら圧－容量曲線もわかりやすいですね（図2）．

司会 あと，換気困難に伴う低酸素血症となれば一刻を争う病態ですが，このとき，治療を行うマンパワーは十分足りていましたか？

麻酔系 私が中心となって治療にあたったのですが，実は朝の症例カンファレンスを行っていて，当初，私1人しか初期対応できなかったのです．でも，一目見て**危機的状況だと思ったので，カンファレンスを一時中断して人手を確保しました**．偶然居合わせた他の診療科の先生も手を貸してくれましたから，マンパワー的には十分でしたね．

司会 回診やカンファレンス中はどうしても人手が不足したり決断が遅れがちになりますので，適切な対応と思います．

❷ 換気困難への対応（図3）

司会 午前7時頃から，カプノモニターの呼気終末炭酸ガス分圧が70 mmHg台と高値となり，8時25分に，人工呼吸器の一回換気量低下アラームが頻回に鳴るようになり，同時に気道内圧上昇も認め，また，気管吸引管がスムーズに入っていかなかったのですよね．このことは看護師から医師に報告はなかったのでしょうか？

発表者 この日はたまたま私が当直で，報告を受けました．呼吸不全が遷延しており，このエピソードの前にも呼気終末炭酸ガス分圧の上昇，一回換気量の低下，気道内圧の上昇は複数回観察

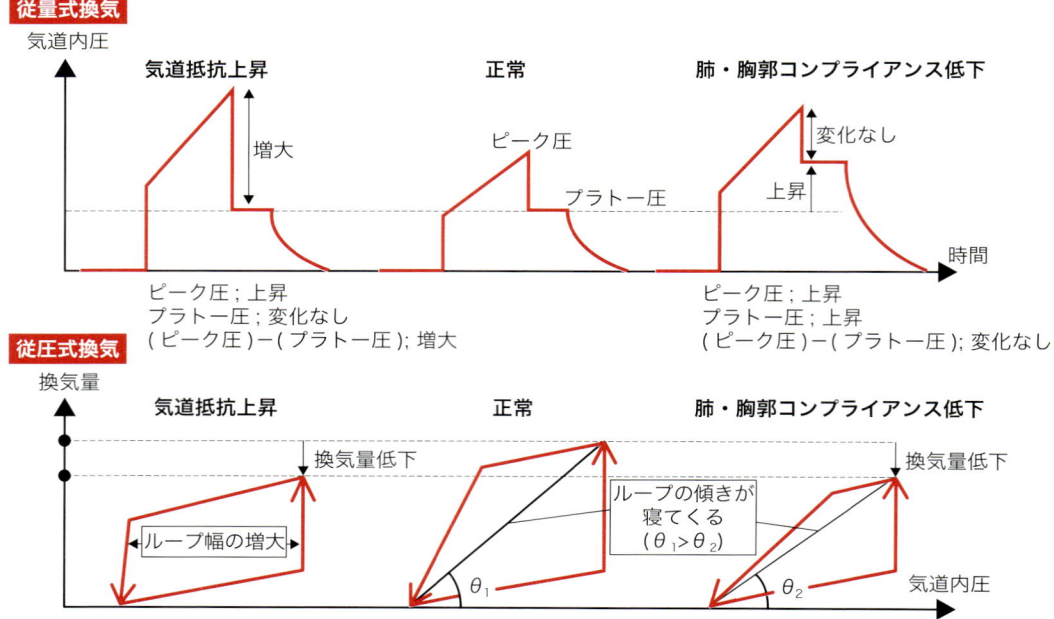

図2 人工呼吸器グラフィックモニターによる換気困難の鑑別

されていたので，それほど重大なことが起こっているとは考えませんでした．今から思うと，このときの安易な判断が悔やまれます．

（後期） 換気困難から心停止をきたした際，まず，緊張性気胸を疑ってその対応を行ったということですが，何か緊張性気胸を疑わせる所見はあったのでしょうか？　例えば，皮下気腫の出現とか，胸郭運動の左右差とか．

発表者 そういう所見はありませんでした．でも，心臓マッサージを数回したらすぐにPEAから自己心拍が再開して，同時に若干換気ができるようになりました．第3病日に気胸を発症し，胸腔ドレーンを挿入して管理していたエピソードもありましたから，換気困難→心停止→緊張性気胸と，反射的に考えて対応したのが正直なところです．

（麻酔系） 私は，気管挿管チューブの閉塞に関して，頭になかったわけではありません．しかし，心停止をきたすような換気困難のさなか，チューブの入れ替えを躊躇したのは事実です．また，今M先生が言われたとおり，心臓マッサージを数回した時点で不思議とわずかに換気できるようになったので，緊張性気胸の診断的治療を先行して行いました．

司会 今回のケースにおける気管チューブの入れ替えは，失敗が許されないと思うのですが，何か注意されたことはありますか？

発表者 まず，チューブの閉塞を診断するために，気管支鏡による観察を行いました．閉塞がより遠位の気管や気管支にあり，チューブの内腔が閉塞している所見がなければそもそも入れ替える必要がないですし，気管支鏡による吸引でもし換気ができるようになれば，わずかながら時間の余裕ができます．気管支鏡で内腔閉塞を確認した後，再挿管困難に備えてチューブエクスチェンジャーをガイドに新しい気管チューブと入れ替えました．

（麻酔系） このケースにおける気管チューブの入れ替えは失敗ができないという意味で本当にリスクが高いと思います．M先生が行ったようにチューブエクスチェンジャーなどをガイドにした入れ替え手技が必須だと思います[4]．理想的には，エアウエイスコープ，ビデオ喉頭鏡，挿管

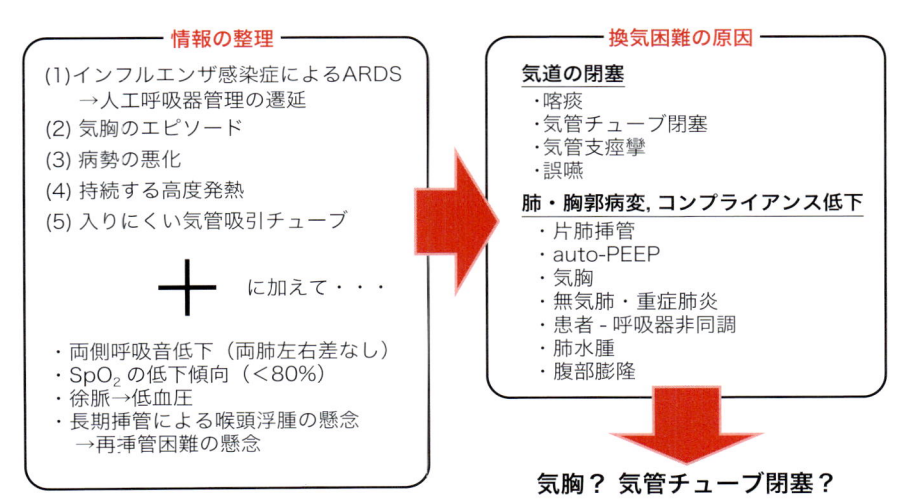

図3　本症例の情報整理と換気困難の原因診断

用ラリンゲルマスクなどの各種の補助挿管器具を備えた挿管困難セットをあらかじめ準備しておくべきでしょうね．もちろん，万一入れ替えに難渋した場合は，外科的な気道確保を躊躇しないのは常識で，だから，挿管困難セットのなかには輪状甲状間膜切開や穿刺のための器具も入っているのが理想でしょう．まぁ，経験がなければ実際には緊急輪状甲状間膜切開をやろうとしてもなかなか敷居が高いですけどねぇ．もちろん，もし時間的余裕があれば，手技に慣れた耳鼻科の上級医に待機してもらうことも考えに入れておいていいでしょう．病院によっては経皮的心肺補助（PCPS）を準備するところもあるかもしれません．

❸ 気管挿管チューブの閉塞はなぜ起こったのか？

司会 今回生じた，換気困難を原因とした心停止のエピソードの原因は気管チューブの気道分泌物による閉塞ということでどうやらよさそうですけど，じゃあ，そもそもなぜ閉塞は起こったのでしょうか？

後期 自信はないのですが，呼吸器回路の加湿が足りていなかったんじゃないでしょうか？ つまり，回路内が乾燥していて，分泌物がチューブ内で固着化してしまったとは考えられませんか？

発表者 実は，私も以前そのようなことを考えたことがあって，人工呼吸器管理が遷延しそうな患者さんの場合，人工鼻ではなくて，加温加湿器を用いて回路内を加湿するようにしています．今回の患者さんでも，気管挿管直後から加温加湿器を用いて回路内を加湿していました（図4）．

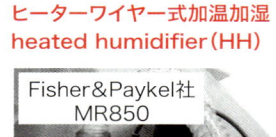
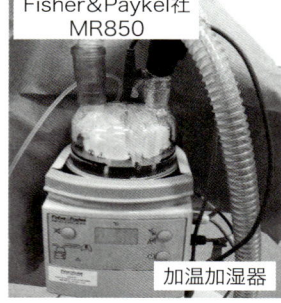
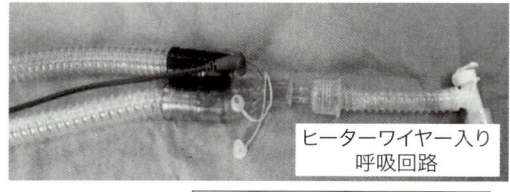
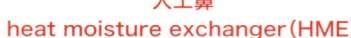
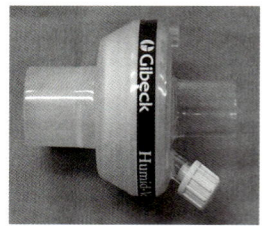

図4 人工呼吸器管理患者における加湿デバイス

でも，加湿の仕組みとか，その必要性とかの理論的背景は正直，勉強不足であまりよく理解していません．

(麻酔系) この問題を考えるときは，いくつか知っていないといけない概念があるんです．まず，絶対湿度（absolute humidity：AH）と相対湿度（relative humidity：RH）を理解しなくてはいけません．絶対湿度とは，単位体積（気体1L）当たりに含まれている水蒸気の量であり，単位はmg/Lです．相対湿度とは，最大限含まれる水蒸気量（飽和水蒸気量）を基準に，実際に含まれている水蒸気の割合を表したものであり，単位は％です．自発呼吸下の生体内では，AHとRHはおのおの，①咽頭レベルでは温度20℃，AH＝8.7 mg/L，RH＝50％，②気管分岐部レベルでは温度34℃，AH＝28.2 mg/L，RH＝75％，③肺胞レベルでは温度37℃，AH＝44 mg/L，RH＝100％となっています．このことは，**自発呼吸下の生体では，口や鼻腔から取り込まれた吸気が，咽頭・気管を通過する間に粘膜から水を奪い，肺胞に十分加湿された吸気が供給される**ということを示しています（図5）．しかし，気管挿管下では，呼吸器から供給された吸気は気管チューブの内腔を通過しますから，自発呼吸下とは異なり，生体内（鼻腔・口腔などの上気道粘膜）で加湿されるということはなくなるわけです（図6）．したがって，**呼吸器回路内を何らかの形で人工的に加湿してやらないと，乾燥した吸気呼気が，気道分泌物の水分を奪い，気管チューブの中は閉塞リスクが生じる**のみならず，さらには，下気道の湿度も維持できないことから気道線毛細胞の傷害，気道クリアランスの低下，無気肺・肺炎の発生などの不都合が生じてきます．今回のケースでは，数日前から感染症に伴う39℃以上の発熱が持続しており，かつ，重症呼吸不全に伴い分時換気量が10 L/分を大きく超えていました．これら2つの要因は，相対的に人工呼吸器回路内の加湿を不十分にした可能性があると思います．

|発表者| つまり，肺胞レベルの温度が37℃ではなく，発熱によりもっと高い，例えば39℃だとすると，RHを100％にするにはAHが48.7 mg/Lいるわけで，その分，より多く加湿した吸気を呼吸器で供給しないといけないということですね．

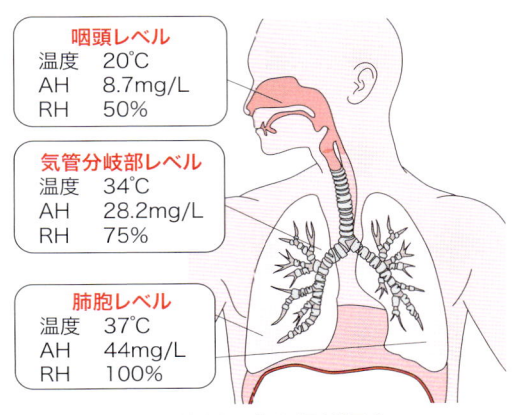

図5　生体での絶対湿度と相対湿度
AH：absolute humidity，RH：relative humidity
原図提供：コヴィディエンジャパン株式会社

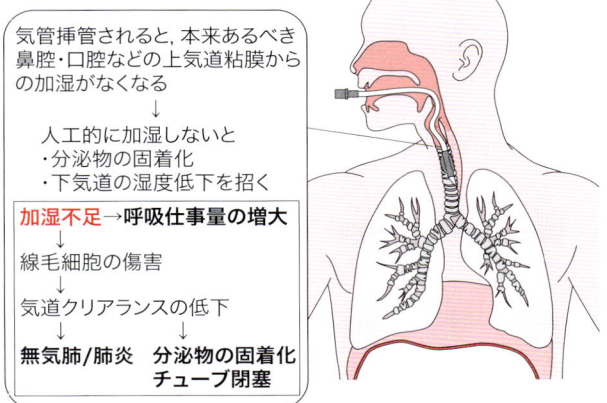

図6　人工呼吸器管理中患者における加湿の必要性
原図提供：コヴィディエンジャパン株式会社

（麻酔系）そうですね．でも，呼吸器回路の加湿の温度設定は気道熱傷のリスクもあるから通常40℃以上の設定ができないようになっています．よって，今回のケースのように，**著明な高体温，著明な高分時換気量を呈している場合は，加湿性能が常に不足している**ということを念頭に，管理をしないといけないですね．要は，後から考えてみると，この症例は，呼吸器回路の加湿性能の不足により，気管チューブの閉塞リスクが高かったということです．

❹ ヒーターワイヤー式加温加湿器か？人工鼻か？（図4）

（後 期）呼吸器回路内を加湿する道具は，ヒーターワイヤー式加温加湿器（heated humidifier：HH）と，人工鼻（heat moisture exchanger：HME）の2つがあると思うのですが，どのように使い分ければよいのでしょうか？ 先ほどM先生は『人工呼吸器管理が遷延しそうな場合，加温加湿器を用いて回路内を加湿するようにしている』と仰っていましたが……．

（発表者）以前，HHの方が，HMEよりも加湿性能が優れていると聞いたことがあります．でも，詳しくは知りません．

（麻酔系）気管挿管チューブの閉塞リスクは，有意差はないけれどHHを使用した方が低いことが知られています．HHあるいはHMEを使用して人工呼吸器管理をした際の患者予後を検討した一番最近のメタ解析では[5]，気管チューブ閉塞リスクはリスク比＝1.59（95％CI；0.60〜4.19）と有意差はないものの，HMEを使用すると閉塞リスクが高い傾向があることが示されました．また，このメタ解析では同時に，死亡リスク，肺炎発症リスク，呼吸器合併症発症リスクに関しても検討されていますが，これらに関してはHH，HMEのどちらを用いても差はありませんでした．ただ，$PaCO_2$と，分時換気量はHMEを用いた方が有意差はないものの高くなる傾向があり，体温はHMEを用いた方が有意差はないものの低くなる傾向が示されました．同様の検討をした，Siemposら[6]のメタ解析の結果でも，気管チューブ閉塞リスクのオッズ比2.26（95％CI；0.55〜9.28）と有意差はないものの，HMEを使用すると閉塞リスクが高い傾向があることが示されました．

これらの臨床研究の結果を考えると，M先生が，この症例でHHを用いて人工呼吸器管理をしていたのは間違っていなかったと思います．さらに，米国呼吸療法学会の加湿に関するガイドラインでは[7]，低一回換気量設定を用いた人工呼吸器管理中患者ではHMEによる死腔の増大が問題となり，また，分時換気量が10 L/分を超える高分時換気量を呈している患者では，加湿性能の相対的不足が問題となるため，これらの患者ではHMEの使用は禁忌であるとしています．したがって，この症例ではやはり，HHを用いるべきだと思います．

（内科系）この症例で加温加湿器の給水がされていなかったとか，温度設定が不適切だったなどの問題はありましたか？

（発表者）後から臨床工学技師や看護師に確認しましたが，ありませんでした．

（内科系）とすると，もしかしたらHHの性能の問題かもしれませんね．

（司 会）HHの性能の問題となるとこの場での解決は難しいでしょうからC先生，技師と話し合ってもらえますか．

(麻酔系) はい．

司会 M先生，なぜ起きたか，問題点をまとめてください．

(発表者) はい．

なぜ起きたか？ ～まとめ

- 感染症に伴う著明な高体温，呼吸不全に伴う著明な高分時換気量があり，加温加湿不足に伴う気管チューブの閉塞リスクが高かった．
- 加湿不足の原因として加温加湿器の性能が劣る可能性が指摘された．
- 以前にも同様な所見を認めたことから，呼気終末炭酸ガス分圧の上昇，気道内圧の上昇，一回換気量の低下，気管吸引管が入りにくいといった，気管チューブの閉塞を示唆する所見を重視しなかった．
- 実際に換気困難から心停止をきたした際は，数日前に起こした気胸のエピソードにとらわれ，気管チューブの閉塞を第一に疑わなかった．
- 気管チューブの入れ替えの施行をためらう危機的状況があった．

発表者 以上が指摘できました．知識の不足とそれをベースにした思い込み，設備の不良が関連していたと思われます．

司会 では，今後どうすべきかについて．

(内科系) 個人の知識のレベルに帰着させるのは簡単ですが，やっぱり看護師に気づいてもらうことが大切ですよね．今回は看護師が残念ながら出席していませんが，レポートをまとめてぜひ看護師にも回覧してもらってください．

司会 M先生お願いしますね．できれば集めてレクチャーしてあげて．

発表者 わかりました．

(初期) 今思いついたのですが…．

司会 どうぞ．

(初期) 最近あちこちで流行っているシミュレーション・トレーニングをしたらどうでしょう．

司会 具体的には？

(初期) 例えば「人工呼吸中の換気困難」という状況を設定して，ドクター，看護師，臨床工学技師のチームで鑑別診断能力と初期対応能力を養うような…．

司会 いや，すばらしいアイデアですね．じゃあM先生そのアイデアのもとに師長と技師長さんを交えてシミュレーション・トレーニングのプロジェクトチームを作ってください．

発表者 (顔を引きつらせながら) わ，わかりました．

今後どうすべきか？ 〜Take Home Message〜

- 高体温，高分時換気量，多量な気管分泌物が存在している人工呼吸器管理中患者の気管チューブは，閉塞リスクが高いことを認識する．
- 気管チューブの閉塞リスクの高い患者では，効率のよい加湿のために加温加湿器を使用する．
- 気管挿管チューブの閉塞の予兆（「何が起きたか？〜まとめ」参照，p.28）に敏感になり，気管チューブ閉塞を疑った場合，原則としてまず気管支鏡でチューブ内腔を観察する．
- 気管挿管チューブの入れ替えを施行する際は，原則としてチューブエクスチェンジャーなどのガイド器具を使用する．必要に応じて外科的気道確保の準備も行う．
- チームとして危機的状況に対する認識，行動を改善させるためのスタッフ教育を行う．
- 臨床工学技師を交えて現在採用されている加温加湿器の機器としての性能を再度チェックし，必要に応じて別製品の導入を検討する．

M&Mを終えて Dr.讃井の一言

M&Mの醍醐味

詳細は「総論：M&Mとは何か？」（p.10）をご覧いただきたいのですが，M&Mの1つの重要な役割として医療者教育があります．誤解を恐れずに言えば，医療者教育型のM&Mは医療安全型のそれに比べ，知的好奇心が自然に刺激される場として参加者として純粋に「勉強になる」と感じるはずです．また，学んだ知識を長く記憶に留めやすい形で一気に得ることができる場として，「参加して得した」と感じる方も多いのではないでしょうか．これこそが医療者教育型のM&Mの醍醐味です．もちろんM&Mをこのように充実したものにするには，**発表者と司会者の事前の十分な打ち合わせと準備が欠かせません**．

参考文献

1) 野本功一：第4章さあ困った，どうする？ 1．人工呼吸中の危機的状況，アラーム，呼吸筋疲労．「人工呼吸管理に強くなる」（讃井將満，大庭祐二/編），p173，羊土社，2011
2) Alex, C. G. et al.：What a Clinician Should Do When a Patient "Fights the Ventilator". In Mechanical Ventilation and Weaning（Mancebo, J. et al. ed）, pp 100-117, Springer, 2002
3) The ICU book, 3rd ed.（Marino, P. L. & Sutin, K. M.）, Lippincott Williams & Wilkins, 2007
4) American Society of Anesthesiologists Task Force on Management of the Difficult Airway：Practice guidelines for management of the difficult airway：an updated report by the American Society of Anesthesiologists Task Force on Management of the Difficult Airway. Anesthesiology, 98：1269-1277, 2003
5) Kelly, M. et al：Heated humidification versus heat and moisture exchangers for ventilated adults and children. Cochrane Database Syst Rev, 14：CD004711, 2010
6) Siempos, I. I, et al.：Impact of passive humidification on clinical outcomes of mechanically ventilated patients：a meta-analysis of randomized controlled trials. Crit Care Med, 35：2843-2851, 2007
7) Restrepo, R. D. & Walsh, BK.：Humidification during invasive and noninvasive mechanical ventilation：2012. Respir Care, 57：782-788, 2012

M&Mケースカンファレンス～重大事例から学ぶ

気道・呼吸

Case 2
経皮的気管切開後の出血

讃井將満

■ はじめに

経皮的気管切開は集中治療医にとって身につけるべき基本的な手技ですが，リスクを十分に把握し対応をとっておかないと思わぬところで足をすくわれることがあります．

カンファレンス参加者
- **司会** 司会者（集中治療専門医）
- **発表者** プレゼンターM（後期研修医）
- **初期** 初期研修医A
- **後期** 後期研修医B
- **麻酔系** 麻酔科系集中治療専門医C
- **呼内系** 呼吸器内科系集中治療専門医D

Conference

症例

症例：78歳男性．遷延性意識障害

現病歴

肺炎，呼吸不全の診断で気管挿管，人工呼吸が開始され，ICUに入室し10日が経過したが，依然としてPSV，FiO_2 0.6，PEEP 10 cmH_2O，PS 12 cmH_2OでSpO$_2$ 93％程度，意識はE2 VT M5で鎮静薬を5日前に完全に中断してから覚醒しない状態．尿量は維持されている．呼吸器離脱までに依然として時間を要すると判断され気管切開を行うか否かについて主治医，ICUチームの間でディスカッションを行った後，家族に現状と予想される将来について十分な情報を提供し，治療の差し控え（withhold）を含めて治療オプションを呈示した．家族は現状と予想される将来について十分に理解したうえで気管切開をしてほしい，急変時もできる限りのことをしてほしいと希望した．タイミングとしてFiO_2も下がりクリティカルなレベルでないこと，治療を継続するという選択肢をとる限り気管切開を行うのが妥当であると判断された．

既往歴

慢性腎臓病保存期（CKD G5透析前），2型糖尿病，高血圧，狭心症（70歳代前半にカテーテル検査をしたが問題ないといわれ，その後は詳細不明），3年前脳梗塞後遺症（右不全片麻

痺），認知症，腎性貧血，前立腺癌手術後．

生活歴・嗜好・アレルギー

ADLはベッド上～椅子，食事，トイレなどすべて要介助．週2回訪問介護を受ける以外は家族が面倒をみる．飲酒なし・喫煙なし．アレルギーなし．

内服歴

フロセミド（ラシックス®），ヒドロクロロチアジド（ダイクロトライド®），ロサルタンカリウム（ニューロタン®），リシノプリル（ゼストリル®），クエン酸第一鉄（フェロミア®），アロプリノール（アロシトール®），アスピリン（バイアスピリン®）（入院時から中断中）．

当日朝の他覚所見および評価と計画

表

表 当日朝の他覚所見（ICU朝回診シート）

XX年YY月ZZ日（ ）	年齢 78歳	性別 M	
ICU入室 11日目	体重 54 kg（入院前推定 50 kg）		
病歴サマリー：肺炎，呼吸不全の診断で入院．意識障害，呼吸不全が遷延			
既往歴：脳梗塞（右不全麻痺），認知症，CKD G5，DM type II，高血圧			
現在の問題点，主なできごと：治療方針を家族と話し合い気切の方針へ			
バイタルサインとモニター 　意識　　　　GCS　E1 VT M4 　呼吸数　　　24 回/分　　　　SpO_2　　92 % 　心拍数　　　84 回/分　　　　リズム　　洞調律 　血圧　　　　140/80 mmHg　　平均動脈圧　92 mmHg 　最高体温　　37.8℃　　　　　直近の体温　36.8℃		薬剤 　消化管出血予防　タケプロン経管 　抗凝固薬　なし 　抗菌薬（投与日数）PIPC/TAZ 10 日目	
呼吸器設定 　モード　　　　PSV 　FiO_2　　　　0.6　　　　　　PEEP　　　10 cmH_2O 　換気圧　　　　12 cmH_2O 　立ち上がり時間 0.15 秒　　　サイクルオフ　25 %			
呼吸器観察値 　一回換気量　　380～420 mL　　分時換気量　10.4 L/分 　ピーク圧　　　23 cmH_2O　　　プラトー圧　22 cmH_2O			
血液ガス 　pH　7.42　　　　$PaCO_2$　64 Torr　　PaO_2　63 Torr 　HCO_3^-　32 mEq/L　BE　＋7 mEq/L　　乳酸　1.4 mmol/L		栄養 　経鼻胃管 　総カロリー　　1,200 kcal/日 　蛋白　　　　　0.6 g/kg/日 　最終排便　　　2日前，軟便 　胃逆流　　　　なし	
イン 　晶質液　400 mL 　栄養　1,200 mL バランス －200 mL	アウト 　尿　1,800 mL		

身体所見
　全身の印象：落ち着いている
　呼吸，心臓：両側荒い吸気時クラックル，心雑音なし
　四肢，皮膚：四肢の軽度浮腫
　頭頸部：特記事項なし
　腹部：軟，膨満なし，腸音あり
　VAP予防：施行中
　DVT予防：間欠的空気圧迫
　ライン（末梢静脈20 g×2，左橈骨動脈22 G 10日目）

検査：
　WBC 13.63×10^3/μL ↑，Hb 8.2 g/dL ↓，Plt 178×10^3/μL，PT-INR 1.5 ↑，APTT 42秒，
　fibrinogen 130 mg/dL ↓，AST 170 IU/L ↑，ALT 68 IU/L ↑，LDH 440 IU/L ↑，
　Na 134 mEq/L，K 5.2 mEq/L ↑，Cl 98 mEq/L，BUN 104 mg/dL ↑，Cr 5.33 mg/dL ↑
　細菌培養（日付，検体名，菌種，量，感受性）：入院時喀痰培養 *Klebsiella oxytoca* 10^6 CFU/mL，PIPC/TAZ 感受性あり
　ポータブル単純写真（胸部，その他）：右下肺野 浸潤影，両側軽度びまん性うっ血像
　頭部MRI：陳旧性脳梗塞，新たな病変（−）
　血糖（mg/dL）：123-154-138-146

プロブレム・リスト：1．意識障害　2．肺炎，呼吸不全

アセスメントと計画
　中枢神経系：脳波および神経内科コンサルトで予後予測
　呼吸：本日気管切開
　循環：降圧薬再開待ち
　腎，泌尿器，電解質：ラシックス®トライアル？　マイナスバランスに
　消化器，栄養：経管栄養継続，消化管出血予防継続
　内分泌，代謝：血糖180 mg/dLを越えればインスリン持続開始
　血液，凝固，DVT予防：気切終わればアスピリン，気切終わればDVT予防を未分画ヘパリン皮下注へ
　感染：PIPC/TAZ トータルで14日間
　リハビリ：ベッド上他動運動　　家族：治療継続の希望強い

経過

　PT-INRの軽度延長を認めたため，FFP 4単位投与終了後に型のごとく経皮的気管切開を行った．気管支ファイバースコープ（気管支鏡）ガイド下の穿刺，ガイドワイヤー挿入，ダイレーターによる拡張，チューブ挿入ともスムーズであった．若干出血が多い印象をもったが問題ない範囲と判定した．気管切開チューブを皮膚固定して手技を終了（FiO$_2$ 1.0でSpO$_2$ 98％）．

　術後15分ほど経過してSpO$_2$が低下した（FiO$_2$ 0.6で85％前後）．気管支鏡を施行したところ気管分岐部から左右（右に多い）の主気管支に凝血塊と血液の貯留を確認した（図1）．吸引で凝血塊の除去を試みるが粘稠なゲル状の血塊となっており，除去が困難であった．

　創部の出血状況の確認をするため，気管切開チューブを抜去し経口で再挿管した．耳鼻科医師に創部の確認・止血を依頼した．

　経口挿管チューブより気管内の血液・凝血塊の除去を継続していたが，凝血塊による気道閉塞で換気困難となり，CPA（心電図上はPEA）となった．ただちにCPR（胸骨圧迫・アドレナリン投与・吸引による気道確保・輸血）を施行し，4分後自己心拍が再開した．

　気管切開部の出血は，耳鼻科医師により可及的に止血することができた．その後，気管支鏡下に鉗子を使用し，血塊を破砕しながら，確認できる範囲のものを除去した．約5時間を要した．

　術後は意識障害，呼吸不全が遷延した．3週間後再度の感染を契機に無尿になり，家族は，

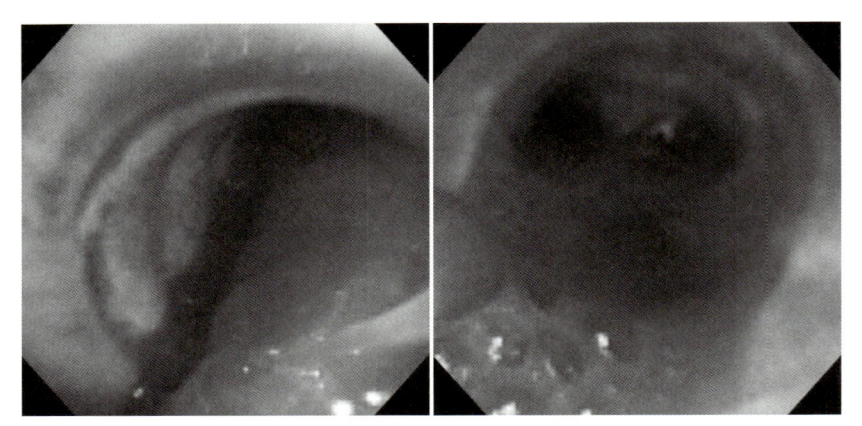

図 1　気管支鏡所見（CPA 前）
p. 8 カラーアトラス参照

DNR，昇圧薬を再開しない，透析を行わないことに同意した．第 35 病日に死亡した．

何が起きたか？

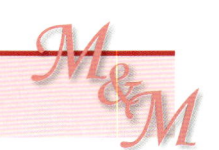

司会　では，何が起きたのか整理してみましょうか．まず何か質問，確認しておきたいことはありますか．

後期　内服歴に抗血小板薬としてアスピリンがあげられていますが投与されていましたか．

発表者　入院時から中断中でした．

麻酔系　気管切開の手技に問題がないと言っていましたが，気管切開はどのようなメンバーで行いましたか．

発表者　実際に行ったのは自分で，経皮的気管切開も術者として 8 例程度経験があります．気管支鏡で観察しながら穿刺しました．

呼内系　頸部が非常に厚いなど，経皮的気管切開を困難にする要素はありましたか？

発表者　やせ形の高齢男性で喉頭，輪状軟骨，気管軟骨もよく触知しました．解剖学的な問題はないと思います．

司会　ほかにありますか？

全員　……

司会　ないようですので，発表者の M 先生，何が起きたかまとめてもらえますか．

発表者　はい．本日話し合うべきメインの出来事としては，以下のようにまとめられると思います．

何が起きたか？ 〜まとめ

高齢男性の遷延性意識障害を呈する患者が，
- 経皮的気管切開を受けた．
- 手技に伴う術後出血を合併し，凝血塊により気管閉塞をきたし，換気困難に陥った．
- 換気困難に引き続き心停止に至った．

なぜ起きたか？ 今後どのようにすべきか？

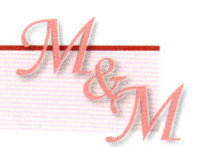

司会 では，なぜこのような事態が起こったか話し合ってみましょうか．何か質問，コメントはありますか．後期研修医のB先生どうですか．

❶ 気管切開手技

(後期) 私はこのとき気管支鏡を担当していたのですが，確かに手技的に問題はなく，穿刺の位置，ガイドワイヤーの進み具合（図2）なども問題がありませんでした．大きな血管にあたったような所見もありませんでした．手術終了時に新しく入った気管カニューラを通して気管支鏡で末梢を観察しました．少し出血が多いかな，という印象をもちましたが，私自身この気管支鏡は2回目で比較の対象がないので，「こんなものか」と思ったことは確かです．

発表者 私も見ていました．確かに出血は多い印象がありました．しかし，経験上も出血が問題になった症例はなかったということ，術前の血小板数も問題なく，凝固は補正を考慮するボーダーラインと思ったのですが，FFPで補正していますし．

呼内系 FFP投与後に検査はしなかった？

発表者 ええ，しませんでした．補正前がPT-INR 1.5↑，APTT 42秒，fibrinogen 130 mg/dLでしたので．

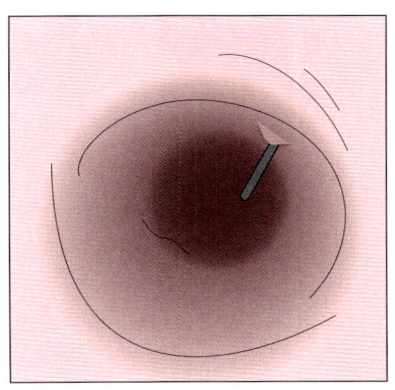

図2 穿刺，ガイドワイヤーの位置

❷ 経皮的気管切開という選択

麻酔系 そもそも気管切開の適応があったのでしょうか．患者は脳梗塞後，認知症もあり，介護が必要な状態で，肺炎/呼吸不全で気管挿管，人工呼吸まではいいとしても，鎮静を完全にオフにしてから5日間も昏睡のままですよね．その状態であえて気管切開をする必要があったのでしょうか．

発表者 治療継続の妥当性，無益性（futility）を含めて，ICUチームと内科主治医，さらに家族と十分話し合いました．呼吸器離脱までにさらに日数を要するだろう，もう少し長い目でみていけば，おそらくもう少し意識レベルが上がるだろう．その一方で意識が回復しない可能性もある，この段階で気管切開を含め積極的な治療を新たに導入せずwithholdすることも不思議ではないことなどを家族に説明しました．

麻酔系 いや，だからもう少し待って，意識の徴候が出るとか，そういうものを待ってもよかったのではないでしょうか．

発表者 人工呼吸を開始し通常2〜3週間後には気管切開しますよね[1]．この症例で気管切開が行われたのは，人工呼吸開始10日後ですし，FiO_2もそれなりに下がり，タイミングとしては早すぎることはないと思います．それに，いつもICUベッドは満杯状態で，気管切開してできるだけ早く病棟に上げたい，という心づもりもありました．

麻酔系 いやね，M先生，病前の状態，ICU入室後の経過，意識が回復する見込みがその時点で明らかでないことなどを考えるともう少し待ってもよかったのではないですか．そもそも，気管切開をしなければ今回のような事態にならなかったですし．ICU部長や内科科長には相談したんですか？

発表者 たまたまお二人とも海外出張で不在でできませんでした．

司会 C先生（**麻酔系**），気管切開の適応の話も確かに重要ですが，時間も限られていますし，より本題の出血や気道閉塞を考えたいと思うのですが．

麻酔系 ……．

❸ 気道出血の原因

初期 血小板数正常，FFPも入れた，大きな血管を傷つけたわけでもないのに，なぜ出血したのでしょうか．

発表者 凝固異常患者に対する気管切開術に関する報告が散見されます．25人の小さいケースシリーズでは，Plt≦50,000/μLまたはPT-INR≧1.5をカットオフポイントとして気管切開術を施行したところ，外科的な処置が必要になる重篤な出血性合併症を認めたのは1人だけでした[2]．また，予防的なヘパリンの皮下注を行っている患者で，Plt≦50,000/μL，APTT≧50秒をカットオフポイントとして気管切開術を行っても出血のリスクは増加しない，とする報告もみられました[3]．今回の症例では，これらの基準をクリアしていたが，結果的に重篤な出血性合併症が起きました．

呼内系 腎機能障害や尿毒症は出血傾向と関連ありませんか．一般に**腎機能障害患者における出血傾**

向は血小板機能異常の要素が強いことが知られていますね[4]．BUN，Crデータも悪いですよね．意識レベルの低下が遷延したのは尿毒症の存在を意味していたのかもしれません．術前明らかでなかった血小板機能異常があり，それが出血傾向の素地となった可能性は否定できないと思います．**腎機能障害患者における血小板の機能異常には多くの因子が関与します．血小板自身に起因するもの，血管内皮と血小板との相互作用の異常，尿毒症毒素などが関連すると考えられているようです**[5]．

司会 非常に鋭いポイントですね．臨床的な血小板機能異常を発見する良い検査はありません．最も簡便な検査は出血時間ですが，感度，特異度ともに低い[6]．

❹ 気道出血への対応

司会 では，気道出血に対する対応に問題はなかったでしょうか．

（後期） 気管カニューラ留置後，気管カニューラを通して気管支鏡で覗くという行為は，手術操作による気道出血を除外するうえで重要と思います．今回も行われました．しかし，結果的に出血量に対する認識が足りなかったのは確かでしょう．

司会 気管切開15分後気管支鏡で観察したら，主気管支に凝血塊と血液の貯留が確認された．その後吸引で凝血塊の除去を試みたが，結果として凝血塊で気道閉塞に至った．その経緯に間違いないですね．

発表者 はい．

（呼内系） **気道出血が起こったら，原則として片側に出血を限局させる努力をすべき**と思います．例えば気管支鏡検査で出血した場合，出血した側をとりあえず下にするのが原則ですし，今はあまり入れなくなったので，若い人は知らないかもしれませんが，肺動脈カテーテルによる肺動脈穿孔で出血した場合にも同様な対応，すなわち患側と健側の分離が必要です[7]．

司会 なるほど．

（呼内系） 本症例では凝血塊の除去を試み，結果として気管内で凝血塊が嵌頓し，窒息により患者がCPAに至ったと考えられます．実際，凝血塊はすぐにゲル状になり鋳型のように末梢気管支を閉塞し，通常の吸引では除去が困難なことが多いです（図3）．文献では，気管支ファイバースコープ下の鉗子による破砕および除去，硬性気管支鏡，フォガティーバルーンカテーテル，局所の血栓溶解剤投与などが試みられる場合もあります[8]．

しかし，最も重要なのは，**今回の症例のように凝血塊の除去の途中で中枢の気道閉塞を起こす可能性があり，酸素化と換気が許容できる範囲にあればそのまま観察するのが得策である**，ということです[8]．もし仮に除去する必要があると考えられれば，万全を期すためにすぐに体外式膜型人工肺（extracorporeal membrane oxygenation：ECMO）スタンバイが必要です．ただし，本症例で侵襲的な生命維持装置の導入の是非や，少量でもヘパリンを使用しなければならない点など，議論の余地があるでしょうね．

発表者 ECMOの導入は頭をよぎりましたが，患者背景および経過を考えて行いませんでした．

司会 主な議論は出尽くしたようですね．M先生，なぜ起きたか，問題点をまとめてください．

発表者 はい．

左　　　　　　右

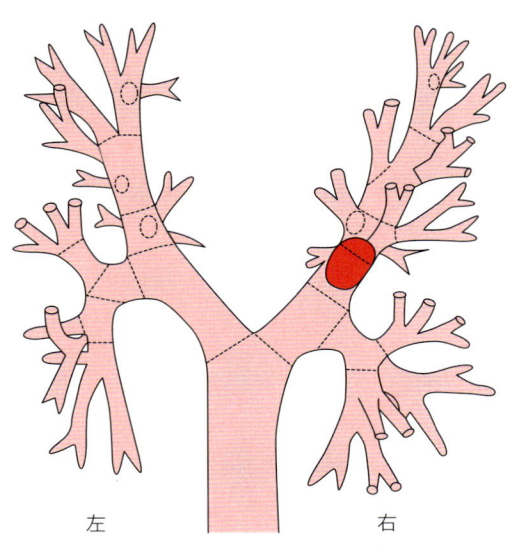

図3　末梢気管支を閉塞した凝血塊

> **なぜ起きたか？〜まとめ**
> ・通常の検査データではとらえきれない出血傾向があった．
> ・腎機能障害患者の出血傾向への配慮が足りなかった．
> ・手技に問題はなかったが，気管カニューラ挿入後の止血確認作業が経験者のもとに慎重に行われなかった．
> ・気管・気管支出血発見時の対応の原則
>   − できるだけ片側に限局させる
>   − むやみに凝血塊を除去しようとしない
>   に対する知識が不足し，守られていなかった．

発表者　以上が指摘できました．知識の不足を背景とした見込み違い，判断の誤りが主因と思われました．

麻酔系　議論が途中になりましたが，遷延性の意識障害患者に対する気管切開の適応についても突き詰め方が甘い，意識が回復するまで待つべきだった，ということもいえると思います．これには，ベッドの慢性的不足から患者を早く病棟に上げたいという意識も働いた，つまり設備や環境要因に加え，相談したかったが上司が不在だったというコミュニケーション上の問題が作用したと思います．トップがいないときの最終的な責任の所在を明らかにしておくとか，メールで連絡をとって判断を仰ぐとか，何らかのルールを決める必要があると思います．**重要な意思決定は上を巻き込んで行うのがリスク回避の原則**です．

司会　その通りですね．では，今後どうすべきかについて．

今後どうすべきか？ ～Take Home Message～

個人の知識として
- 特に腎機能障害患者では，検査データではとらえきれない出血傾向への配慮を行う．
- 手技の1つ1つの手順を確実に行い，特にリスクの高い患者では経験者のもと止血の確認を確実に行う．
- 気管，気管支出血時の対応について知っておく．

管理上の対策として
- 難しい意思決定を行う際には上司を巻き込み最終判断を委ねる
- 上司が不在時の意思決定に関するルールを作成する

司会 こととまとめることができるでしょうか．

M&Mを終えて Dr.讃井の一言

議論のポイントを絞る

　臨床スタッフはただでさえ忙しいので，M&Mに多くの時間と労力を注ぐことを求めると長続きしません．また，1時間という会議の限られた時間で得るものを最大限にしたいならば，司会者がディスカッションのポイントを絞るべきと思います．これは，根本原因分析（root cause analysis：RCA）の理念と合致せず※，重大事象につながった真に重要な因子を見逃す危険もありますが，妥協が必要です．**事象に関連する最も重要な因子，未来につながる具体的な改善点，参加者が共有しやすいメッセージなどをあらかじめ予測してそれをもとに逆算して議論のポイントを絞る**とよいと思います．

※「総論：M&Mとは何か？　RCA：根本原因分析」（p.16）参照

参考文献

1) Plummer, A. L. & Gracey, D. R.：Consensus conference on artificial airways in patients receiving mechanical ventilation. Chest, 96：178-180, 1989
2) Auzinger, G. et al.：Percutaneous tracheostomy in patients with severe liver disease and a high incidence of refractory coagulopathy：a prospective trial. Crit Care, 11：R110, 2007
3) Beiderlinden, M. et al.：Risk factors associated with bleeding during and after percutaneous dilational tracheostomy. Anaesthesia, 62：342-346, 2007
4) Weigert, A. L. & Schafer, A. I.：Uremic bleeding：pathogenesis and therapy. Am J Med Sci, 316：94-104, 1998
5) Galbusera, M. et al.：Treatment of bleeding in dialysis patients. Semin Dial, 22：279-286, 2009
6) Rodgers, R. P. & Levin, J. A.：critical reappraisal of the bleeding time. Semin Thromb Hemost, 16：1-20, 1990
7) Slinger, P, D. & Campos, J. H.：Anesthesia for Thoracic Surgery. In Miller's Anesthesia 7th ed（Miller, R. D. et al. ed）, Churchill Livingstone, Maryland Heights, MO, USA, pp 1819-1887, 2009
8) Arney, K. L. et al.：Airway obstruction arising from blood clot：three reports and a review of the literature. Chest, 115：293-300, 1999

M&Mケースカンファレンス〜重大事例から学ぶ

気道・呼吸

Case 3 経皮的気管切開1週間後の緊張性気胸

市場稔久

■はじめに

経皮的気管切開は集中治療医，救急医にとって身につけるべき基本的な手技ですが，合併症を十分に理解し対応をとっておかないと，致死的な状況に陥ることがあります．

カンファレンス参加者

- (司会) 司会者（集中治療専門医）
- (発表者) プレゼンターM（後期研修医）
- (初期) 初期研修医A
- (後期) 後期研修医B
- (集中) 集中治療専門医C
- (耳鼻科) 耳鼻科専門医D
- (集中長) 集中治療部部長E

Conference

症例

症例：75歳男性．経皮的気管切開後

現病歴

絞扼性イレウス，敗血症性ショック，ARDSの診断で緊急開腹手術を施行され，人工呼吸のままICUに入室．術後14日間が経過したが，依然として呼吸状態が悪く，PSV，FiO₂ 0.7，PEEP 10 cmH₂O，PS 12 cmH₂OでSpO₂ 93％程度であった．尿量は維持されていた．呼吸器離脱までに時間を要すると判断され，外科主治医，ICU担当医の間でディスカッションを行った後，本人，家族に現状と予想される将来について十分な情報を提供し，本人，家族の承諾を得て，気管切開を行うこととなった．気管切開は，ICUのベッドサイドで，経皮的気管切開術を選択，気管支ファイバースコープ（気管支鏡）ガイド下に行った．第2，第3気管軟骨間に，内径8.0 mmの気管切開チューブを挿入した．術中の手技は問題なく行われ，出血，皮下気腫，換気不全などの合併症なく終了した．その後，呼吸状態は徐々に安定し，気管切開後第6日には，PSV，FiO₂ 0.4，PEEP 3 cmH₂O，PS 3 cmH₂OでSpO₂ 95％程度となった．

既往歴

脳梗塞（5年前に発症，後遺症で右半身不全麻痺），腹部大動脈瘤（1年前にステント治療），肺気腫，慢性腎臓病（CKD G3b），C型慢性肝炎，脂質異常症

生活歴・嗜好・アレルギー

肥満（170 cm，90 kg，BMI 31）．ADL自立．飲酒（ビール700 mL/日）・喫煙（20本/日×50年）．アレルギーなし．

内服歴

フロセミド（ラシックス®），ワルファリン（ワーファリン），ロスバスタチン（クレストール®），ニコランジル（シグマート®），バルプロ酸ナトリウム（デパケン®R），ブロチゾラム（レンドルミン®），トラゾドン（デジレル®）

気管切開1週間後の検査所見

WBC $8.0×10^3/\mu L$, Hb 7.3 g/dL↓, Plt $16.3×10^4/\mu L$, T-Bil 1.2 mg/dL↑, AST 61 IU/L↑, ALT 93 IU/L↑, LDH 225 IU/L, ALP 982 IU/L↑, TP 5.9 g/dL, Alb 2.9 g/dL, BUN 10 mg/dL, Cr 1.26 mg/dL↑, Na 133 mEq/L↑, K 3.8 mEq/L, Cl 102 mEq/L, Ca 8.6 mg/dL

経過

気管切開後第7日の朝，咳を激しくした後に，人工呼吸器の低換気量警報が鳴り，酸素飽和度が上昇しなくなった．看護師が研修医をコールした．研修医が診察したところカフ漏れの音がしたため，カフリークによる換気障害を疑いカフエアーを追加した．その後さらに，SpO_2が82%まで低下したため，人工呼吸の設定を，A/C，FiO_2 1.0，一回換気量500 mL，換気回数12/分，PEEP 5 cmH_2Oに変更した．しかし急激に呼吸状態が悪化，皮下気腫の増大を認め，ショックになった．そこにたまたま指導医が通りかかり診療に加わった．頸部から胸壁にわたる著明な皮下気腫を認め，左肺呼吸音の低下により緊張性気胸を疑い，緊急脱気を行った．その後気管切開チューブを抜いて経口挿管を行った．経口挿管後は換気も容易になり，徐々に酸素飽和度が回復し，呼吸状態，循環状態が安定した．

何が起きたか？

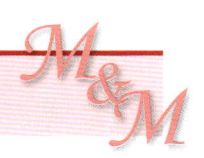

司会　では，何が起きたのか整理してみましょうか．まず何か質問，確認しておきたいことはありますか．

後期　気管切開の手技に問題がないとおっしゃっていましたが，気管切開はどのようなメンバーで行いましたか．

発表者　実際に行ったのは自分で，経皮的気管切開は5例程度の経験でしたが，指導医のC先生

（集中）	とともに行いました．
（耳鼻科）	経皮的気管切開の経験はあるようですが，外科的気管切開を行ったことはありますか？
発表者	いえ，ありません．
（集中）	頸部が非常に厚いなど，経皮的気管切開を困難にする要素はありましたか？
発表者	はい，高度肥満でした．ただ，喉頭，輪状軟骨，気管軟骨も触知でき，手技としては問題なくできたと思います．
（後期）	激しい咳をした後に増悪したというお話ですが，それ以前には何らかの変化はなかったですか？
発表者	気管切開後，比較的落ち着いていました．記録上また記憶上，特に気づく変化はありませんでした．
司会	ほかに何かありますか？
（全員）	……
司会	ないようですので，発表者のM先生，何が起きたかまとめてもらえますか．
発表者	はい．本日話し合うべきメインの出来事としては，以下のようにまとめられると思います．

何が起きたか？ ～まとめ

高齢の高度肥満男性の呼吸不全，人工呼吸離脱困難患者が，
・経皮的気管切開を受けた．
・術後1週間が経過した後に，激しい咳を契機に換気不全に至った．
・換気不全に引き続き，皮下気腫，ショックに至った．

なぜ起きたか？ 今後どのようにすべきか？

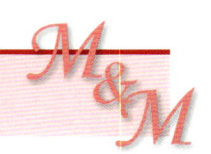

司会	では，なぜこのような事態が起こったか話し合ってみましょうか．何か質問，コメントはありますか．A先生（初期）どうですか．

① 経皮的気管切開後の換気不全

（初期）	どうして換気不全から皮下気腫，緊張性気胸へと陥ったのでしょうか？
発表者	私は当初気がつかなかったのですが，咳によって気管切開チューブが皮下まで抜けていたところにカフを注入したため，チューブの先端が気管前面の皮下に迷入し，皮下気腫，縦隔気腫が発生し，緊張性気胸へと進展していったのだと思います（図1）．指導医が緊急で脱気を行ってくれたので一命を取り留めることができました（図2，3）．

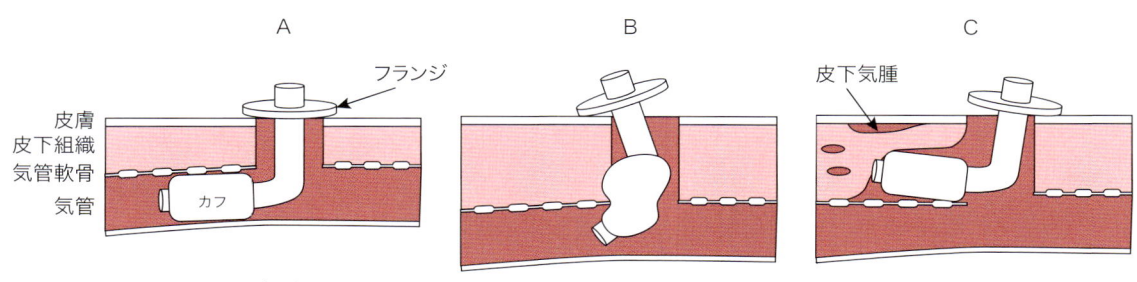

図1　気管切開チューブの位置
A：正常気管切開チューブ位置
B：気管切開チューブのカフの脱出
C：気管切開チューブの皮下への迷入
文献1より引用

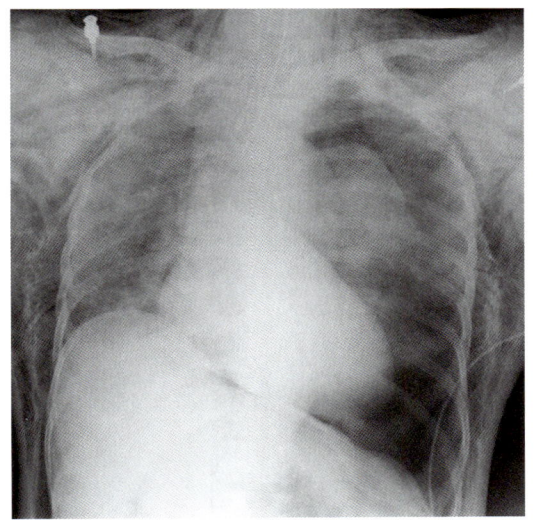

図2　胸部X線
大量の皮下気腫と左緊張性気胸を認める（脱気前）

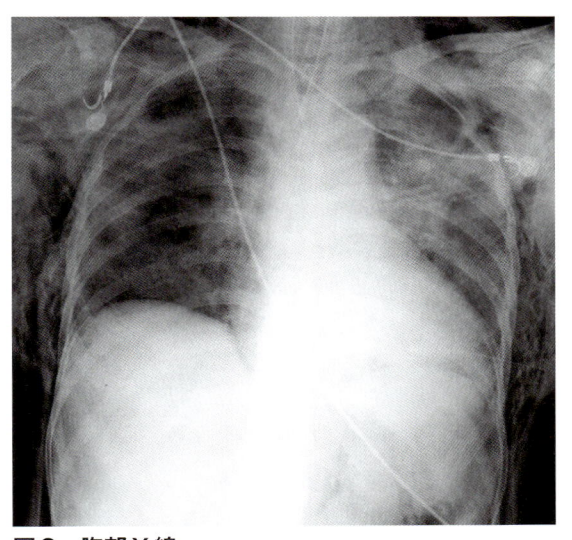

図3　胸部X線
脱気により左緊張性気胸が改善（皮下気腫は残存）

（耳鼻科）　経皮的気管切開後に，気腫，気胸の発生が起こりうることを認識していましたか．

発表者　もちろん気管切開術の合併症として知ってはいましたが，経験したことはありませんでした[2]．また，1週間経過した症例で発生するとは思っていませんでした[2]．

（耳鼻科）　**気管切開後数日は気管切開孔が瘻孔化していないため，気管切開チューブが抜去されると筋膜などがカーテンを閉じるように寄ってきて気管切開孔はあっという間に閉鎖してしまいます**．そのため，外科的気管切開の場合には，気管切開孔に支持糸がつけられるか，フラップを皮膚に固定するのが一般的です[3]（図4）．同様に経皮的気管切開では，気管切開孔が瘻孔化していない一週間以内に気管切開チューブが事故抜去された場合，再挿入ができない危険性があり，盲目的に挿入しようとした場合に，チューブが皮下に迷入し，気腫，気胸を起こすことがあります．

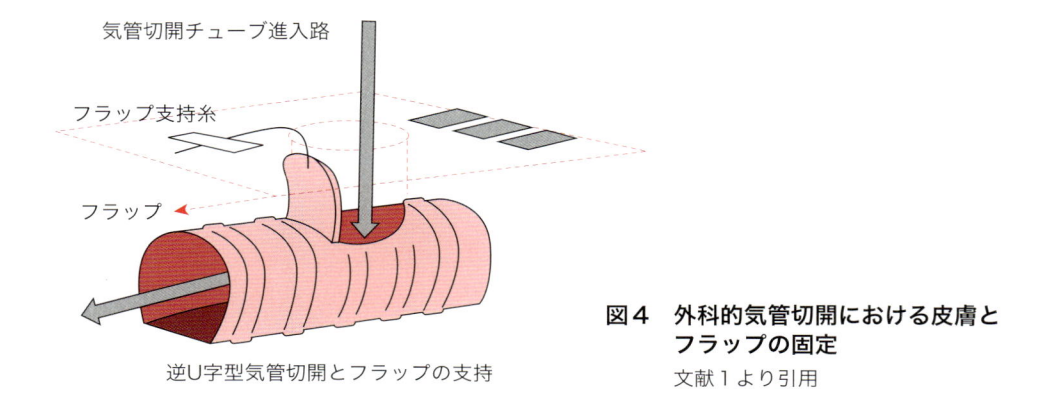

図4 外科的気管切開における皮膚とフラップの固定
文献1より引用

(集中) チューブが皮下に迷入したのに気がつかずに，陽圧換気を継続すると，本症例のように，緊張性気胸となり致死的になることがあります．また，気管切開創部より大量の気腫とともに細菌が皮下，縦隔に押し込められ，時間がたって敗血症から死に至ることもあります．

(集中長) ほかの可能性はないですか？

(全員) ……

(集中長) A先生どう？

(初期) いやーどうでしょうか．ちょっとわかりません．

(集中長) C先生は？

(集中) 換気不全の原因ですよね．しかも突然の．やはり鑑別しなければならないのは痰ですか？

(集中長) そうだよね，当然．決めつけてはいけないよね．

(全員) (うなずく)

(集中長) そう，M先生のプレゼンは最初から「これが原因だ」と決めつけていますよね．ちょっと気になったので，すいません．

(発表者) ちなみに気管切開チューブを抜去し経口挿管した後に，切開口にも気管内にも明らかな痰は認めませんでした．

(司会) 良いポイントをご指摘いただきました．E先生 ((集中長)) ありがとうございます．またM先生，追加の情報ありがとう．では続けましょう．

❷ 換気不全時の対応

(集中) せっかくE先生のご指摘もいただきましたし，換気不全の原因の同定は避けては通れないでしょう (Case 1 表2, p.29). B先生 ((後期)) どうですか？

(後期) C先生が指摘された喀痰による気管切開チューブの内腔閉塞，チューブの先あたり，上記のような気管切開チューブの迷入が考えられると思います[1]．

(集中) そのほかにも，人工呼吸器のトラブル，喘息などの気管支攣縮の可能性があるよね[1]．

(集中長) 対処法はどうすればいい？　A先生？

(初期) ……

(集中長) B先生は？

(後期) 気管吸引ですか？

(集中長) ほかには？

(後期) ……

(集中長) C先生は？

(集中) 気管支鏡がすぐに利用できるなら，気管支鏡という方法もあります．

(集中長) そうそう．

|司会| E先生，すみません，ちょっとよろしいでしょうか．M&Mで今は"なぜ起きたか"を話し合っている時間ですし，時間もありますし，教育的インターアクティブカンファレンスではないので．

(集中長) あ，そうですね，ごめんなさい．

|司会| では話を戻して，上記症例のように，気管切開チューブの迷入により換気不全に陥った場合はどのようにすればいいでしょうか？　確認ですが本症例では人工呼吸の設定変更で対応したということでいいですね．

|発表者| はい．ARDSが再び悪化したのかと思い，人工呼吸の設定を変更しA/Cにしました．

(集中長) PSVなわけだから気道抵抗が上がった場合には換気量が減りますよね．必ずしも高圧アラームは鳴らないかもしれない．A/Cに変更したら高圧アラームが鳴るようになったのではないですか？

|発表者| そうです．ただチューブの位置を微妙に調整するとあまり圧が上がらず何だか換気できているように見えました．そうこうしているうちにどんどん状態が悪くなりました．

(集中) **換気不全と判断した際にバッグによる用手的換気，聴診を行い，原因を追及する癖をつけるとよいと思います．**バッグの硬さ，頸部胸壁の触診，胸壁の上り，呼吸音の左右差から異常を早期に見つけることができる場合があります．それに人工呼吸器や呼吸回路の問題を一気に除外することもできますし（Case 1 p.28参照）．ただし，ただ換気するだけなく換気の異常を発見するためのツールとして利用するつもりで日頃からのトレーニングが必要です．バッグを揉むと同時に手に返ってくる圧を感じるというか．

|司会| D先生（耳鼻科）何かコメントございますか？

(耳鼻科) まずは，術後の事故抜去の危険性について認識し，抜けないように確実に固定しておくことが重要と思います．特に経皮的気管切開の場合には，フランジと皮膚は複数箇所固定しておく必要があります（図5）．次に，もし事故抜去が疑われた場合には，盲目的な挿入に固執するのではなく，気管支鏡や筋鉤などを利用し気管切開孔を直接確認し挿入する．またその際，気管切開チューブの先端は平坦になっているため，もともと差し込んであった閉塞栓（オブチュレータ）を差し込んで挿入する必要があります．

(集中) 最後に，気管切開孔からの気管切開チューブの挿入が難しい場合は，低酸素血症が進行する

糸でしっかり縫いつける

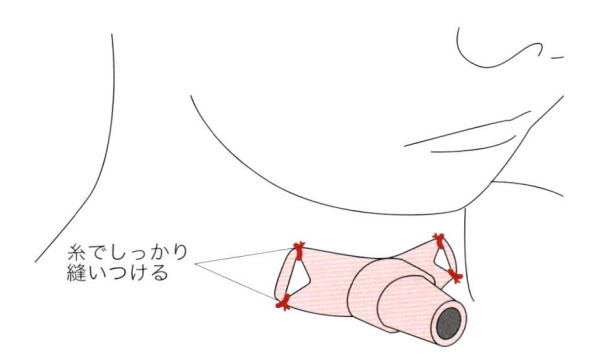

図5　経皮的気管切開における皮膚とフランジの固定

前に，早めに経口挿管に切り替える必要があります．そのためには，気管切開孔が瘻孔化する1週間から10日間は，ベッドサイドに挿管セットを置いておくなどの対策が必要だと思います．また，不幸にして，上記症例のように皮下気腫，緊張性気胸，ショックに陥った場合には，緊急で，皮下気腫，緊張性気胸を脱気しなければなりません．その際にも，経口挿管に切り替えて，陽圧換気による皮下気腫，気胸の増悪を防ぐ必要があります．本症例では，緊張性気胸を伴っていたため緊急で胸腔ドレナージを行いましたが，気胸がなく皮下気腫が少量のみの場合は経過観察，**皮下気腫が大量で例えば緊張性縦隔気腫を合併するような場合には経皮的ドレナージを行う必要があります**[4,5]．

司会　皮下気腫の経皮的ドレナージは実質臓器の損傷を避けるために，12～20 Frのカテーテルをエコーガイド下もしくはCTガイド下に挿入することが勧められています．しかし，皮下気腫が大量でショックの場合には，穿刺が深くならないように気をつけながら，緊急で16ゲージの静脈留置針などを皮下に挿入する必要があるかもしれませんね[6,7]．

❸ 経皮的気管切開の合併症

（初期）　経皮的気管切開は非常に安全で，簡便な方法と考えていましたが，本症例のような経験を伺うとそうではないのでしょうか？

（集中）　いえ．経皮的気管切開は，以前は合併症が多いといわれていましたが，道具の進歩や気管支鏡の使用によって，外科的気管切開術と比較して，施行時間が早く，合併症の増加もないといわれています[8]．

司会　本症例のような肥満患者ではいかがでしょうか？

（集中）　短頸肥満等により解剖学的特徴がわかりにくい患者には禁忌であると記載されている添付文書[9]や，そのような患者に対する経皮的気管切開術には合併症の発生率が高いという報告がありますが，最近では，気管支鏡，エコーを利用し，合併症の増加なく施行できるという報告もあります[10,11]（**表1**）．ただ肥満患者では，体表からの触診でランドマークが指摘しづらく，通常の患者より注意する必要があるのは事実ですし，このように合併症が発生した際には，低酸素の進行も早いため特に迅速に対処を行う必要があると思います．

表1 経皮的気管切開の禁忌

- 甲状腺腫大
- 短頸肥満等により解剖学的特徴がわかりにくい
- 気管切開部の手術既往
- 輪状軟骨触知不能
- 小児
- 頸部血腫
- 出血傾向・凝固障害
- 穿刺部の感染・腫瘍
- 緊急時
- 挿管不能
- PEEP≧20 cmH$_2$O

文献9より引用

（耳鼻科）年々安全な手技となっている経皮的気管切開ですが，合併症も，出血，感染などの軽微なものから，低酸素，大量出血，死亡など重篤なものまで，さまざまな報告があります[2]（**表2，3**）．本症例のような**重篤な皮下気腫，緊張性気胸は，気管切開チューブの迷入だけでなく，気管切開施行時の気管後壁損傷によっても起こる**とされており，しばしば致死的になるため特に注意が必要です[12〜15]．経皮的気管切開は今後どんどん増えていくと思いますので，外科的気管切開との違いも含め，十分に習練すべき手技だと思います．

❹ 経皮的気管切開の周術期管理について

（司会）今回は，気管切開の適応の判断については，外科主治医とICU主治医，気管切開はM先生とC先生で行ったということですが，それ以外に，本患者さんの周術期管理に携わった人達はいましたか？

（発表者）いえ，特にいませんでした．術後管理も，ICUナースが日替わりで担当し，普段と何も変わりなく行っていました．

（耳鼻科）ICUスタッフが全員，気管切開の周術期管理に精通していましたか？

（集中）いえ．ICUのスタッフも入れ替わりが多く，なかなか全員に周知徹底という体制にはなっていません．今回のことを踏まえ，せめて蘇生バッグの適切な使用法，経皮的気管切開の周術期に起こりうる合併症については教育したいと思います．

（司会）海外では，tracheostomy team（気管切開チーム）というのがあって，集中治療医，麻酔科医，外科医，耳鼻科医，呼吸療法士，看護師などがチームを作って，気管切開の適応，手術，術後管理に介入し，安全性を高めているという報告もあります[16,17]．経皮的気管切開はICUのベッドサイドで施行でき，短時間で済むというメリットがあり，今後も適応が拡大されていくと思います．チームで周術期管理を行うというシステム作りが大切なのかもしれませんね．

（司会）主な議論は出尽くしたようですね．M先生，なぜ起きたか，問題点をまとめてください．

（発表者）はい．

表2　経皮的気管切開の周術期合併症

重度合併症	1.49 (%)
死亡	0.44
心肺停止	0.33
気胸	0.66
縦隔気腫	0.06
中等度合併症	**2.54 (%)**
低酸素/低血圧	0.77
気管後壁損傷	0.5
カニューレ誤挿入	0.44
外科的手技への変更	0.83
誤嚥	0
軽度合併症	**6.28 (%)**
出血	1.43
チューブ挿入困難	2.2
誤通路	1.6
皮下気腫	1.05

文献2より引用

表3　経皮的気管切開の術後合併症

重度合併症	2.78 (%)
死亡	0.11
気管食道瘻	0.17
縦隔炎	0
敗血症	0.06
気管内出血	0.39
気胸	0.17
カニューレ閉塞	0.39
カニューレ位置異常	0.5
気管狭窄	0.99
中等度合併症	**0.78 (%)**
肺炎	0
無気肺	0.06
誤嚥	0
気管軟骨病変	0.72
軽度合併症	**3.42 (%)**
外出血	1.93
創感染	0.99
気管炎	0.39
皮膚閉鎖遅延	0
ケロイド	0.11
創部瘢痕	0

文献2より引用

なぜ起きたか？　～まとめ

- 気管切開チューブが事故抜去に伴い皮下に迷入する可能性があることを知らなかった．
- 換気不全に陥った際に診断的介入に有用な用手換気に不慣れであった．
- 換気不全に陥った際に原因を追求せずに1つ（＝ARDS）に決めつけてしまった（Case 1 p.28参照）．
- 原因を追求せずに対症療法に終始した（カフエアーの追加，調整換気に変更）．
- 結果としてチューブの皮下迷入が増悪し，皮下気腫，気胸が増悪した．
- 皮下気腫，緊張性気胸に気づくのが遅れた．

|発表者| 以上が指摘できました．知識の不足が根本的原因と思われました．また，思い込みがその後の増悪に大きく影響を与えていました．

(集中) また，最後にも議論されましたが，ICUで働くスタッフ全員に，気管切開の周術期管理について教育しておくべきであったと思います．もし可能であれば，既存の呼吸サポートチームとコラボレーションして気管切開患者管理の教育プロジェクトを立ち上げる必要があると感じました．

|司会| その通りですね．

今後 どうすべきか？　～Take Home Message～

気管切開患者管理の教育プロジェクトを立ち上げる．そのなかで，
- 経皮的気管切開術の合併症，特に位置異常や事故抜去に関する知識を普及させる．
- 気管切開チューブの事故抜去に対し，予防（厳重な固定）と対策（挿管セットの準備）を徹底する．
- 換気不全に陥った場合の初期対応，二次的対応に関する教育を行う．
- チームで気管切開患者をサポートするシステムを構築する．

|司会| 以上のようにまとめることができるでしょうか．

(集中長) C先生，tracheostomy teamって響きがいいね．ICUだけでなく病棟にも気管切開患者はたくさんいるので，tracheostomy teamが先導してこのような緊急事態を防げるようなシステムを作ってください．

(集中) **気管切開患者の緊急事態に関するシミュレーション・トレーニングを取り入れようかと思います．**

(集中長) 素晴らしいアイデアですね．アイデアだけで終わらせないようにC先生の行動力でぜひ実現してください．

M&Mを終えて Dr.讃井の一言

良い司会者とは

　年長者や上司の発言が優勢になり，若い人が発言しにくい空気が生じることがあります．これは病院内で行われるすべてのカンファレンスに共通する現象だと思います．程度の差はあれ米国の院内カンファレンスでも似たような空気を感じたことがありますので，世界共通の現象といえるのかもしれません．特に年長者が経験的自説を主張したり，本論からズレた議論を展開する場合には，出席者の誰もがその"説得力のなさ"に気づいているが何も言えない，という困った事態が生じる場合があります．

　そういう場面でこそ生きてくるのが司会者のテクニックです．年長者のメンツを立てつつ

話を本流に戻し，若い参加者が発言できる，理性的な発言ができるように誘導しなければなりません．ときに，司会者は再度M&Mの主旨を明確に提示しながら，年長者の発言を中断する必要に迫られることがあります．経験の浅い司会者にとっては勇気のいる作業ですが，どんなに恐ろしい部長先生や教授先生でも，医療者として合理的な考えをおもちの方がほとんどです．思い切って介入してみましょう．コツは，年長者のメンツを立てることと，あくまでM&Mの主旨を尊重したいがゆえの介入であることを明示することでしょうか．

一方，口元まで出かかっているのに発言する勇気が出ないという経験は誰にでもありますよね．司会者ができるだけ発言しやすい雰囲気を作るのと同時に，無礼にならないように心がけながら，指名して発言してもらうとよいでしょう．そして，コメント中の不明な点を質問したり，「〇〇ということですね」と，まとめと確認を行ったり，コメントからさらに議論を発展させるべく他の参加者にコメントを求めるなど，コメントしてくれた参加者に何らかのフィードバックを与えることも重要です．

カンファレンスの最後には十分に時間をとって，発言しなかった参加者に一言ずつコメントをもらい，腹に一物残すことがないような状態を作ることが理想です．そうすることでカンファレンス後の「こう思っていたのに言えなかった」というフラストレーションを減らすことができ，より満足度の高い，メッセージが残りやすいM&Mになるのではないでしょうか．

参考文献

1) 尾崎孝平, 浅羽穣二：気管切開チューブトラブル. Intensivist, 1：74-77, 2009
2) Dulguerov, P. & Gysin, C.：Percutaneous or surgical tracheostomy：a meta-analysis. Crit Care Med, 27：1617-1625, 1999
3) Massick, D. D. & Yao, S.：Bedside tracheostomy in the intensive care unit：a prospective randomized trial comparing open surgical tracheostomy with endoscopically guided percutaneous dilational tracheotomy. Laryngoscope, 111：494-500, 2001
4) Perraut, M. & Gilday, D.：Traumatic occurrence of chest wall tamponade secondary to subcutaneous emphysema. CJEM, 10：387-391, 2008
5) Conetta, R. & Barman, A. A.：Acute ventilatory failure from massive subcutaneous emphysema. Chest, 104：978-980, 1993
6) 甲原芳範：経皮的ドレナージを要した緊張性縦隔気腫の2症例. 日本胸部臨床, 69：660-664, 2010
7) Dondelinger, R. F. & Coulon, M.：Tension mediastinal emphysema：emergency percutaneous drainage with CT guidance. Eur J Radiol, 15：7-10, 1992
8) Delaney, A. & Bagshaw, S. M.：Percutaneous dilational tracheostomy versus surgical tracheostomy in critically ill patients：a systematic review and meta-analysis. Crit Care, 10：R55, 2006
9) 森正和：経皮的気管切開キットの添付文書情報における問題点. 麻酔, 56：1104-1110, 2007
10) Guinot, P. G. & Zogheib, E.：Ultrasound-guided percutaneous tracheostomy in critically ill obese patients. Crit Care, 16：R40, 2012
11) Rosseland, L. A. & Laake, J. H.：Percutaneous dilatational tracheotomy in intensive care unit patients with increased bleeding risk or obesity. A prospective analysis of 1000 procedures. Acta Anaesthesiol Scand, 55：835-841, 2011
12) 大間々真：Blue Rhino法による経皮的気管切開術で皮下気腫，縦隔気腫，および気胸を合併した1症例と合併症予防策について. 日救急医会誌, 21：126-130, 2010
13) 松浦康荘：経皮的気管切開術後に著明な全身皮下気腫を発症した1症例. 麻酔, 57：474-478, 2008
14) Fikkers, B. G. & van Veen, J. A.：Emphysema and pneumothorax after percutaneous tracheostomy：case reports and an anatomic study. Chest, 125：1805-1814, 2004
15) 前田恵理：経皮的気管切開術後に生じた気管切開チューブ誤挿入の1例. 日気食会報, 58：502-506, 2007
16) Polderman, K. H. & Spijkstra, J. J.：Percutaneous dilatational tracheostomy in the ICU：optimal organization, low complication rates, and description of a new complication. Chest, 123：1595-1602, 2003
17) Mirski, M. A. & Pandian, V.：Safety, efficiency, and cost-effectiveness of a multidisciplinary percutaneous tracheostomy program. Crit Care Med, 40：1827-1834, 2012

M&Mケースカンファレンス～重大事例から学ぶ　　循　環

Case 4
周術期心筋虚血

松尾耕一，山口大介

■はじめに

周術期の代表的合併症に周術期心筋虚血（perioperative myocardial ischemia：PMI）があります．最も大切なことはその予防ですが，発症した場合は抗血小板薬や抗凝固薬の使用が最も悩ましい問題になります．

カンファレンス参加者
- **司会** 司会者（集中治療専門医）　**発表者** プレゼンターM（後期研修医）　**初期** 初期研修医A
- **後期** 後期研修医B　**麻酔系** 麻酔科系集中治療専門医C　**循内科** 循環器内科専門医D

Conference

症例

症例：63歳男性．肺切除後

現病歴
前胸部の違和感を自覚し近医を受診，胸部X線で右肺上葉に腫瘤影を認め，精査加療目的に当院紹介受診となった．

既往歴
高血圧症，脂質異常症，腹部大動脈瘤径3.5 cm，腎機能正常（Cr 1.0 mg/dL）
嗜好：タバコ15本/日×40年，7年前に禁煙

内服歴
アムロジピン（アムロジン®），ドキサゾシン（カルデナリン®），テルミサルタン（ミカルディス®），プラバスタチン（メバロチン®）

入院後経過
右肺上葉の腫瘤影は精査にて肺腺癌（Stage ⅡA）と診断．手術が予定され，術前にダブル

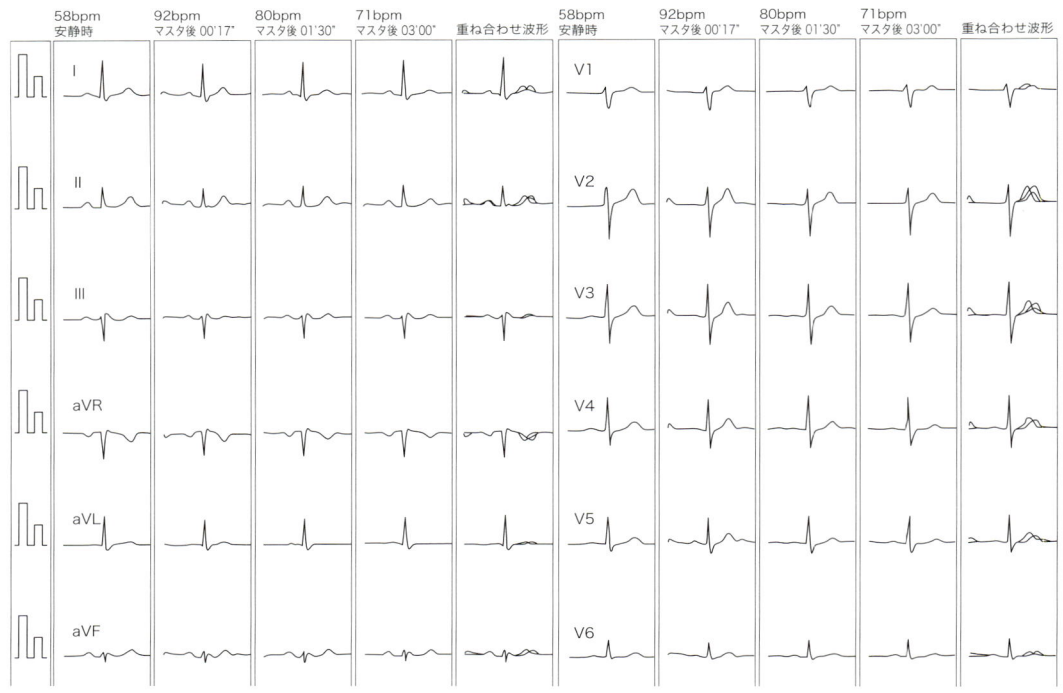

図1　術前ダブルマスター負荷心電図

　マスター負荷心電図，安静時心エコーを施行したがいずれも異常所見を認めなかった（図1）．全身麻酔＋硬膜外麻酔下に胸腔鏡下右上葉切除術が施行された．手術時間2時間10分，麻酔時間3時間25分，出血は300 mL，術中バランスは＋1,600 mLであった．麻酔からの覚醒も問題なく，抜管後に一般病棟に帰室した．

　病棟帰室後も疼痛，シバリング等は認められず，胸部圧迫感などの自覚症状もなかったが，帰室8時間後の心電図モニターでST異常が認められ，12誘導心電図検査を施行した（図2）．V1～V4に最大3 mVのST低下が認められ，心エコー上も前壁中隔の壁運動が低下しており周術期心筋虚血（PMI）が疑われた．この時点では心筋トロポニンの上昇はなく，また手術直後でもあったため保存的治療（アスピリン内服，ニトログリセリンとヘパリンの持続投与）を行い経過を観察した．

　術後12時間が経過し，心電図上のST低下は遷延し，心筋トロポニンの上昇があり，また心エコー上も前壁中隔の壁運動低下が改善しなかったためPMIと診断のうえ冠動脈造影を施行した．その結果左前下行枝＃7に90％狭窄を認め，ステント（bare metal stent：BMS）を留置した（図3）．ステント留置後はアスピリン，クロピドグレル投与のほか，未分画ヘパリン持続投与（400単位/時）を継続した．

　術後第2日に活性化凝固時間（activated clotting time：ACT）が240秒となった．時を同じくしてドレーンからの血性排液が増加，貧血や低酸素血症が進行した．クロピドグレルとヘパリンを中止したが出血のコントロールがつかず，低酸素血症によると考えられる不穏も合併した．術後第3日に再開胸術が行われた（図4）．

　再開胸術で胸壁からの出血点を確認し，十分な止血のうえにICUに帰室した．その後は経過良好で2日後に一般病棟に転棟となった．

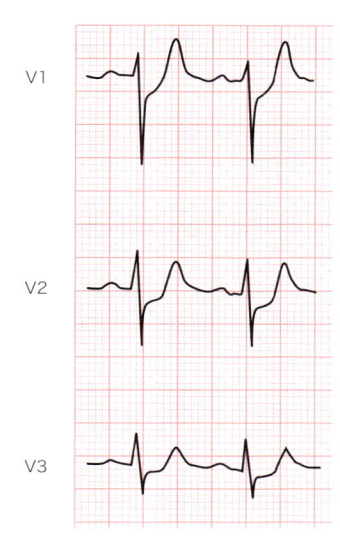

図2 帰室8時間後の心電図

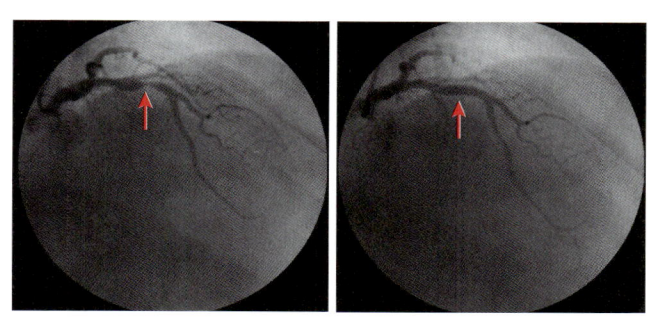

図3 ステント留置前（左），後（右）の血管造影
左前下行枝（#7）に90％狭窄を認め，同部にbare metal stentを留置した（→）．

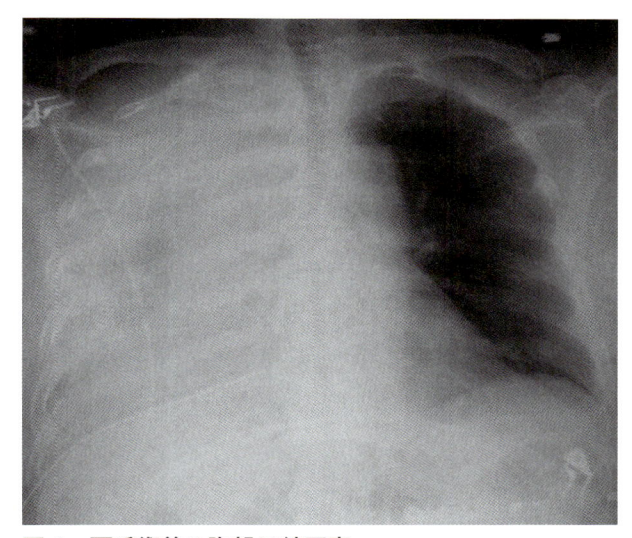

図4 再手術前の胸部X線写真
出血に伴い右肺の透過性が低下している．

何が起きたか？

司会 では，まず何が起きたのか整理してみましょう．M先生（**発表者**）お願いします．

発表者 本症例では患者は死亡していないものの，一連の経過のなかで重大な合併症を合併しました．問題点をまとめると大きく次の2つに要約されます．

①術前のダブルマスター負荷心電図，および安静時心エコーで異常所見が認められなかったにもかかわらず，PMIを発症したこと，

②PMIに対する経皮的冠動脈インターベンション（percutaneous coronary intervention：PCI）前後の抗血小板療法，抗凝固療法により再手術を必要とする出血性合併症をきたしたこと，

の2つです．

| 司 会 | 何か質問や確認しておきたいことはありませんか．
| 初 期 | 前胸部の違和感とは具体的にどのようなものだったのでしょうか．
| 発表者 | 「何となく変な感じがする」というような，はっきりした訴えではなかったみたいですね．山登りも特に症状なく行っている方でして，労作時に違和感を感じることはなく，典型的な心筋虚血を疑う症状ではなかったと思います．
| 麻酔系 | もともとスタチン製剤（メバロチン®）を内服していますが，いつまで内服していましたか．
| 発表者 | えーっと，どうでしたっけ．
| 初 期 | 今，電子カルテを見ましたが，手術当日の朝も内服していたようですね．
| 循内科 | β遮断薬の内服はしていなかったのですね．術後は心房細動や頻脈になりませんでしたか．
| 発表者 | もともとβ遮断薬の内服はしていません．術後心房細動にはなりませんでした．帰室8時間後に最初にST低下を認めたときのモニターをみると，心拍数が90回台/分とやや頻脈だったようです．
| 循内科 | 頻脈の原因として疼痛や低酸素血症，血圧低下はありませんでしたか．
| 発表者 | うーん，よく覚えていませんが，なかったと思います．
| 後 期 | ヘパリン持続投与中の抗凝固モニタリングはACTで行っていたのでしょうか？
| 発表者 | ACTを時間ごとに測定してモニタリングしていました．APTTは1日1回朝だけです．以前からそういうプロトコールだったので．
| 循内科 | どういう経緯でPCI後もヘパリンを継続することになったのですか？
| 発表者 | これに関しても詳細は不明ですが，おそらく心臓カテーテルチームの指示だったと思います．
| 司 会 | 夏休みが間に入った関係で，もう2カ月半以上前の症例ですからね．細部は覚えていないかもしれませんね．ではまとめをお願いします．

何が起きたか？ 〜まとめ

心筋虚血のリスクが低いと判断していた高齢男性の肺癌手術術後に，
・PMIが発症した．
・PMIの治療に伴い出血性合併症をきたした．

なぜ起きたか？ 今後どのようにすべきか？

| 司 会 | ではこれら2点の問題点に対してそれぞれ「なぜ起こったか」検討しましょう．

❶ PMIはなぜ起こったか？

司会　まずPMIがなぜ起こったかについてです．はじめにPMIについてD先生（**循内科**）からコメントをお願いできますか．

循内科　PMIは術後症例の1～5％に起こるといわれています．PMIはType 1とType 2に分けられます．**Type 1はプラーク破綻によるもので，約1/3の症例が該当，Type 2は心筋の酸素消費量が供給量を凌駕することにより起こる心筋虚血で約2/3の症例が該当します**[1]．

司会　周術期特有の特徴となるものはありますか．

循内科　**臨床的には80％以上の症例で胸痛などの自覚症状がない**こと，また多くの症例（60～100％）が非Q波梗塞であり，ST上昇型よりもST低下型が多いという特徴があげられます[2]．Type 1，Type 2ともに頻脈がリスクとなりますが，ほかにも貧血，低体温，疼痛によってPMIのリスクが上昇します．

司会　M先生，本症例の周術期でPMIのリスクとなるものはありましたか．

発表者　先ほども出ましたがST低下が発見されたときの心拍数が約90回/分と頻脈でありましたが，そのほかは術中，術後ともに輸血を必要とするような出血や，低体温，疼痛等，PMIのリスクとなるイベントもなかったと思います．ですよね，A先生（**初期**）．

初期　そうですね．それに，循環不全となるような低血圧もありませんでした．先ほどご指摘がありましたがスタチンも継続していました．

司会　術前の心血管系イベント発生リスク評価に問題はなかったのでしょうか？　どのような患者がPMIを発症するリスクが高いか術前に予測することが可能であれば，適切にPMIを予防し安全に周術期管理が行えますし，リスクの低い患者に対しては不必要な検査をすることなく，医療経済的にもメリットがあります．

■周術期のリスク評価と術前検査

循内科　非心臓手術における周術期の心血管リスク評価や予防については，日本循環器学会[3]，米国心臓病学会（ACC）/米国心臓協会（AHA），ヨーロッパ心臓病学会（ESC）[4]等のガイドラインが参考になります．そのなかで現在のところ最も影響力があると思われるのがACC/AHAの「非心臓手術における周術期心血管系評価ガイドライン[5]」です．これは手術の緊急性やリスクの程度，重度心疾患合併の有無，臨床的危険因子（clinical risk factors）（**表1**：revised cardiac risk index[6]が元になっている）から周術期のリスク評価を行います（**図5**）．

表1　臨床的危険因子

- 虚血性心疾患（心筋梗塞の既往，運動負荷試験で陽性，虚血によると考えられる胸部症状，亜硝酸薬の使用，異常Q波）
- 代償性心不全の既往
- 脳血管障害の既往
- インスリンが必要な糖尿病
- 腎機能障害（Cr＞2.0 mg/dL）

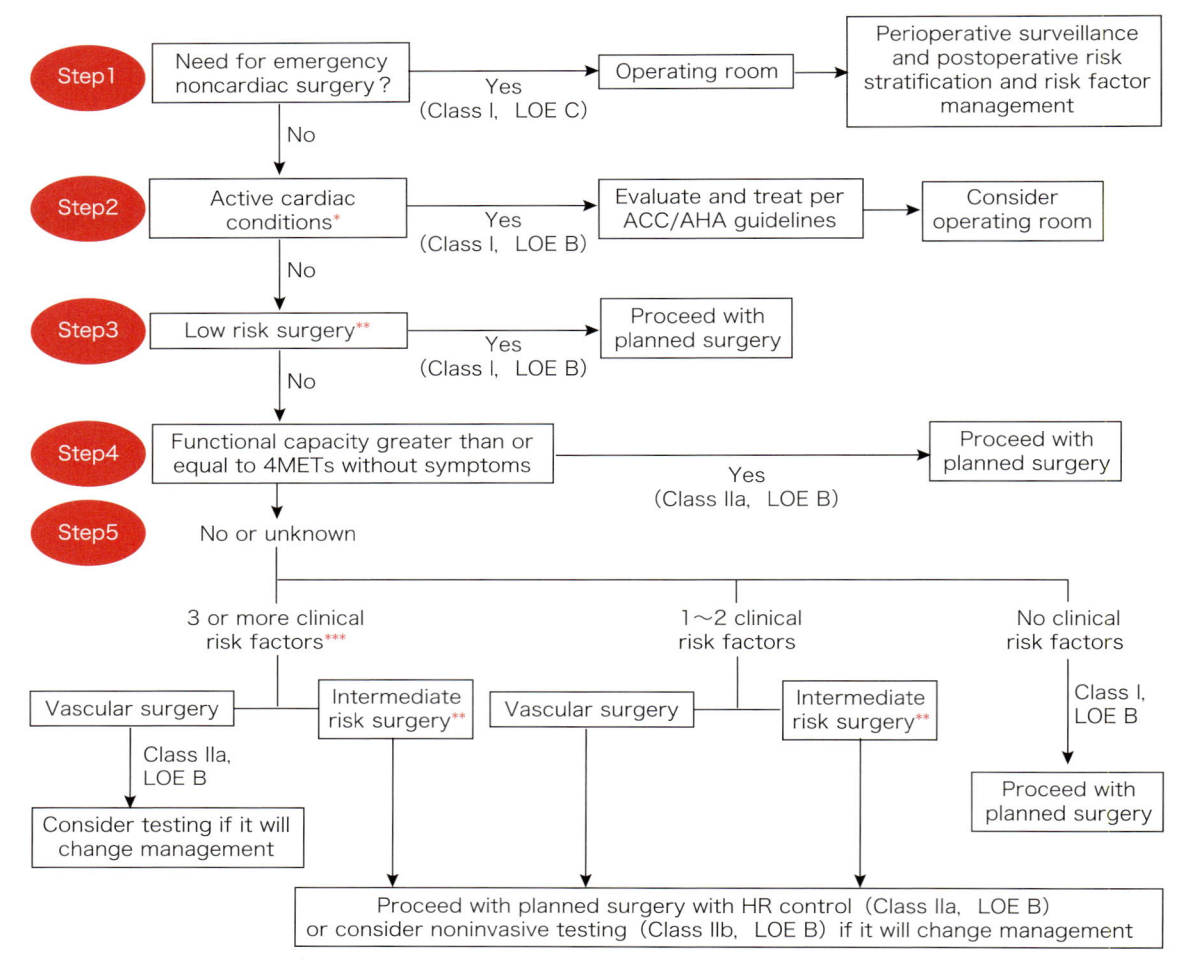

図5 非心臓手術における心血管系評価アルゴリズム

Reprinted with permission Circulation. 2009;120:e169-e276 ©2009 American Heart Association, Inc（文献5）
METs：metabolic equivalents（代謝当量）
 ＊：不安定または重症の狭心症，1カ月以内の心筋梗塞，非代償性心不全，重篤な不整脈，重症弁膜症
＊＊：**高リスク手術**：大血管手術，末梢血管手術，**中リスク手術**：腹腔内手術，胸腔内手術，頭頸部手術，整形外科手術，前立腺手術，**低リスク手術**：内視鏡手術，体表面手術，白内障手術，乳房手術
＊＊＊：虚血性心疾患，代償性心不全の既往，脳血管障害の既往，糖尿病，腎障害

| 司会 | この症例ではどのような評価となるのでしょうか．
| 発表者 | 本症例の場合は症状もなく山登りもしていた方なので運動耐容能は良好であり，アルゴリズムに沿って評価すると特別な介入の必要なく待機的手術は可能ということになります．
| 初期 | Step4の部分にある4METsの運動とは具体的にどの程度でしょうか．
| 循内科 | 2階まで歩いて上がれる，あるいは床の拭き掃除ができる程度です．
| 司会 | この程度の運動で症状が出る，またはADLが悪いといった理由ではっきりしない場合には

|Step5へと進み，臨床的危険因子の数に応じて対応が変わるわけですね．

【発表者】 臨床的危険因子とは虚血性心疾患，心不全の既往，脳血管障害の既往，糖尿病，腎障害の5つで，このうち何項目を満たすかで対応が変わります．

（後期） 「consider testing if it will change management（マネジメントを変える可能性があれば検査を行う）」というのがわかりづらいのですが．

（循内科） これは，「マネジメントを変える，つまりβ遮断薬やスタチンの投与を行ったり，血行再建（PCIやCABG）を行うかどうか決定するために役に立つ検査なら行う」という意味ですね．言い換えれば，検査をやって方針が変わらないというのは，例えば，**術前の12誘導心電図に変化があるからという理由で安静時心エコーが盲目的にオーダーされることがありますが，運動耐容能の良好な人で介入が必要な心臓の構造的変化が見つかる可能性は低く，そのような人に安静時心エコーをやっても方針は変わらない**，そういう意味です．

（後期） なるほど．

（循内科） あるいは，運動耐容能が不明で臨床的危険因子が3個あって血管手術を受ける予定だが，β遮断薬やスタチンの内服もしていない患者がいたとします．そんなときには検査を追加して冠動脈病変の有無を評価して，何もしないでそのままいくか，内服でいくか，インターベンションを先にするか決めるのは誰も文句を言いそうにないですよね．つまりは介入法の選択のために有用であると予測されるなら検査をしなさい，という意味なんです．

（後期） よくわかりました．

（循内科） ついでにもう少し言わせてもらうと，術前検査が陽性で冠動脈病変が見つかってもすべてに血行再建を先行させるべきかというと，実はそうでもないのです．CARP trial[7]やDECREASE-V study[8]という研究があって，これらは大血管手術前に血行再建を行うべきか否かを検討しています．結論として術前血行再建を行っても，内科的にうまく管理しても，PMIの発生や周術期死亡，長期予後は変わらないというものでした．つまり術前のやみくもな血行再建は必要ない，という結論なのです．

【司会】 手術にエントリーしてくる患者さんのなかには，時に手術抜きにして血行再建の適応があるような患者さんがいますので，手術が待てれば血行再建を先行させた方がよいことがありますよね．逆に手術リスクが相対的に低くて血行再建を後回しにしてベストな方法を選択するという戦略を採用した方がよいという判断につながる場合もあります．このような事態が予測される場合には検査の意義がありますよね．

（循内科） その通りです．

■ β遮断薬とスタチンの有効性

（循内科） ちなみに，**β遮断薬やスタチンについては，それまで内服している場合には周術期に中断しない**ことが大切です．β遮断薬の周術期心保護作用については多くの研究で有用性が示されています．機序としては心筋の酸素需要と供給のミスマッチ是正，カテコラミン過剰に伴う不整脈の予防などが考えられています．先に示したACC/AHAガイドラインでは，もともとβ遮断薬内服中の患者や，血管手術を行う患者，また中等度リスクの手術でも1つ以上の臨

床的リスク因子があればβ遮断薬投与を推奨しています．リスクのある患者に新たに始めるかどうかですが，POISE trial[9]ではβ遮断薬であるメトプロロールを心拍数50回台/分を目標に手術直前から術後30日まで高用量投与すると心血管イベントリスクは低下するものの，脳卒中や総死亡が増えることが示されました．このことから**徐脈・低血圧にならないように心拍数70回/分以下を目標に，術前1週間以上前から少量から始めるのがよい**のではないでしょうか．

発表者 われわれは本症例以降の暫定的な外科の先生へのお願いとして，①術前からβ遮断薬を内服している場合は継続，②血管手術を受ける患者，およびリスクの高い患者については少なくとも1週間前からβ遮断薬の内服を開始してもらう，③その際，短時間作用型のβ遮断薬を少量から開始してもらうことにしました．

循内科 同様に**スタチンを新たに始める場合も，プラークの安定化のためにはできるだけ早期に（術前1カ月前には）開始することが重要**です．スタチンは血中の脂質を低下させるだけでなく，プラークの安定化や酸化ストレスの低減，血管の炎症を抑制する作用などがあり[10]，結果としてプラークの破綻に引き続いて起こる急性冠症候群の予防となります．スタチンのPMI予防効果については多くの研究があり，またいくつかのシステマティックレビューもあります[11〜13]が，これらはいずれもスタチンの有効性を示しています．また本症例ではプラバスタチンを手術当日も内服していましたが，術前にスタチンを中止することでPMIや心臓死のリスクが増加するとの報告があり[14]，周術期にもスタチンを継続投与することが重要です．

■本症例におけるPMIの予見・予防

麻酔系 話が戻りますが，この症例はType 1，Type 2のどちらのPMIということになるのでしょうか．

発表者 どちらか決めるのは難しいですが，Type 1のPMI，つまりはプラークの破綻により起きたと考えました．有意狭窄の程度やカテーテルで見た狭窄部の印象，臨床経過やエコー所見からそう思いました．

麻酔系 術前にダブルマスター負荷心電図，心エコーを行っていますが，これらの検査は本症例では有用ではなかったということでしょうか．

循内科 ダブルマスターは約6.5 METsの運動に相当するので，クリアできれば4 METsの運動耐容能は十分あるといえますが，虚血性心疾患に対するトレッドミルの感度，特異度はそれぞれ68％，77％[15]といわれており，ダブルマスターではもう少し落ちるかと思います．先ほども言いましたが，安静時心エコーは虚血の評価には適しませんが，ドブタミン負荷を行えば感度76％，特異度88％[15]という報告があります．ACC/AHAのガイドラインに沿って考えれば，血管手術などの高リスク手術でも負荷試験の結果にかかわらず，リスクのある患者に対してはβ遮断薬やスタチンの投与を行えば予後は変わらないということとなります．

司会 ACC/AHAのガイドラインでは冠動脈造影（CAG）でわかるような有意狭窄があって労作で胸痛が誘発されるような症例，つまりType IIのリスク患者を拾い出すことは容易だと思いますが，狭窄がそれほど高度でない例でもプラーク破綻は起きるんですよね．

循内科 そうですね．高度狭窄がなくてもプラーク破綻が起こりますので，仮にCAGを施行しても有意狭窄が認められないケースもあるでしょうし，この症例では，例えば術前に，タリウムシ

(麻酔系) ンチなど，ストレステストをさらに加えても発見できなかった可能性が高いと思います[7]．

(麻酔系) それにこの症例では，量は少ないながらスタチンを継続していたわけですし，ガイドラインに則ればβ遮断薬も適応にならないし，理論的にもβ遮断薬で頻脈を抑えても，プラーク破綻は抑えられたかどうか…．

(循内科) いいえ．プラーク破綻よるPMI，つまりType 1のPMIの場合でも頻脈が血管内膜のシェアストレスを増加させプラーク破綻の一因となると考えられており，スタチンはもちろんβ遮断薬を投与することは意味のあることと思いますよ[16]．

(発表者) 本症例では山登りができるなど患者の運動耐容能もよく，術前の臨床的危険因子も少ないためPMIのリスクは低いと考えられました．ダブルマスターや心エコーといった術前検査もむしろ過剰であった可能性があります．もう少し主訴である胸部違和感について詳しい問診をするべきであったと思われるのと，周術期の心拍数のコントロールに気を使うべきであったとは言えるでしょう．

(司会) 今後は医療経済的側面から，日本でも過剰な検査は削られてくる可能性があり，安全な周術期管理を行ううえで，まずは詳細な問診や身体所見をとることが重要と思います．そのうえでいかに心血管系リスクのある患者を拾い上げるかが必要で，術前の早い段階からの麻酔科医や集中治療医，循環器内科医が外科医とともにそれぞれの立場から意見を出し合い，チームとして評価や管理にかかわることの意義は大きいと思いますよ．ほかに質問はありませんか．

(後期) 虚血リスクのある患者の周術期にニトログリセリンやニコランジルなどの冠拡張薬が使用されているのをよくみますが有効なのでしょうか．

(循内科) PMIの予防における冠拡張薬の使用には根拠となる質の高い研究が今のところないと思います．**冠拡張薬を使用していることで何となく安心してしまい，酸素の需給バランスの適正化や，スタチンによるプラークの安定化といった大切なことがおろそかになることは厳に慎むべきであると思います．**また当然のことではありますがPMIの早期発見のため，周術期のモニタリングの重要性も強調しておきたいと思います．PMIは術後1.5から3日ぐらいまでに起こりやすいので最低この間はモニタリングをしておくことが望ましいと考えられます．

❷ 出血性合併症はなぜ起こったか？

(司会) 次に出血性合併症がなぜ起こったかについて検討しましょう．はたして本症例において冠動脈造影（CAG），および引き続くPCIが本当に必要だったのでしょうか．

■PCIの必要性

(発表者) 前述したようにPMIは自覚症状に乏しいことが多く，さらに非Q波，ST低下型梗塞が多いことが知られています．PMIに特化した治療戦略は示されていませんが，いくつかの文献ではSTEMI（ST上昇型心筋梗塞）は通常のAMIと同様に冠動脈造影とそれに続いてPCIが必要となります．一方，NSTEMI（非ST上昇型心筋梗塞）は血行動態が安定な症例はまずアスピリン・β遮断薬・硝酸薬で保存的治療を行い，致死的不整脈の出現・広範梗塞・虚血に基づく左心不全・治療不応性の虚血の継続などがあればPCIの適応と推奨されています．血行

動態不安定なNSTEMIはPCIの適応です[16〜18]．この症例ではアスピリンと硝酸薬投与にもかかわらずSTの低下が続いていますからね．CAGおよびPCIは妥当と思いますよ[17]．

司会 PCIにも種類がありますが，その選択についてはどうですか．

循内科 PCIには大きく，plain old balloon angioplasty（POBA），bare metal stent（BMS），drug eluting stent（DES）の3つの選択肢があります．これらはそれぞれ再狭窄予防のため抗血小板薬投与の方法や期間に一定のコンセンサスがあり，通常アスピリンとチエノピリジン系抗血小板薬（チクロピジン，クロピドグレル）の2剤を**POBAであれば2〜4週間，BMSであれば4〜6週間，DESであれば1年以上内服する**ことが推奨されています（**表2**）[5]．

一方，起きてしまったPMIに対するPCIについてはスタンダードな方法が確立されていませんので，前述のように一般論から演繹するしかありません．DESの使用は1年以上にわたり2剤の抗血小板薬が必要ですから，術後第1日で今後の出血のリスクもまだありますし，この症例のようにいざ出血して抗血小板薬を中止しなければならない場面を想像するとDESはね…．それに，肺癌の再発の可能性や腹部大動脈瘤が今後拡大する可能性もありますし，使用しづらいと考えます．POBAかBMSかは冠動脈の狭窄部位や程度により左右されますが，再狭窄のリスクを考えるとBMSに軍配が上がると考えます．本症例では責任病変が左前下行枝であり再狭窄が致命的になる可能性があったこと，またPOBAだとしても最低1〜2週間の抗血小板薬2剤の投与が必要なことを考慮すると，BMSの使用は妥当だと思います．

■ヘパリンの使い方

司会 ヘパリンの使用についてはどうですか．

発表者 術後は血管のスパスムや線溶系抑制，血小板凝集能亢進およびそれに引き続いて過凝固状態となっているといわれています[19]．本症例では術直後の過凝固状態を考慮し，呼吸器外科医，循環器内科の先生と相談のうえヘパリン使用に踏み切りました．抗血小板薬2剤にヘパリンを投与し，結果としてACTが240秒と延長しすぎたため，出血を助長した可能性があると考えられます．

循内科 あくまで後ろ向きに振り返ればですが，PCI後ヘパリンは不要だったかもしれませんね．少なくともUA/NSTEMIのガイドライン[17]では「PCI後のヘパリン使用」を推奨する記述が見あたりません．また，PMIにおけるヘパリンの使用は，「ヘパリン使用が容認される症例において」「血行動態安定のSTEMIにおけるPCIの前」となっている文献もあります[18]．一方，プラーク破綻が強く疑われる症例では，抗血小板療法のみならず積極的に抗血栓療法を行う

表2　PCI後の手術可能期間

PCI後からの手術可能時期（緊急時は除く）
・POBA　2〜4週間以上
・BMS　4〜6週間以上
・DES　1年以上

文献5を元に作成

べきという観点から，PMIでも使用が容認される症例においてはヘパリンの併用を検討する，という記述もあります．このようにPMIにおけるヘパリンの使用は確定的な論拠がありません．左前下行枝の中枢側だからそう判断したのか，PCIを行った先生が仕上がりの感覚からそう判断されたのか，プラーク破綻によるType 1 PMIと確信したからなのか．

司会 このような場合では外科医，循環器内科医，集中治療医が症例ごとに話し合いをして，出血と過凝固による弊害のリスクを天秤にかけて治療方針を決める必要がありますね．しばしば，海外の文献でindividualize（個別化）という言葉が出てきますが，ガイドラインやエビデンスがないこともあるわけですから，できるだけ院内の英知を集めて対応を考えるというか…．

（初期） ヘパリンの効果をモニターするのにACTとAPTTの二通りありますが，どのように使い分けをすればよいのでしょうか．

（麻酔系） 虚血性心疾患や静脈血栓症など，必要なヘパリンの血中濃度が0.1～1.0 IU/mL程度と比較的低い場合にはAPTTが，人工心肺中など1～5 IU/mL程度と高い場合にはACTが効果判定の指標としてふさわしいといわれています[20]．ACTとAPTTの結果が解離することもあります．ACTが延長しないためヘパリン投与量をどんどん増やしていったらAPTTが極端に延長していた，ということも経験します．本症例のように低い血中濃度でヘパリンを使用し，さらに手術直後で出血性合併症の懸念がある場合はAPTTを頻回に測定すべきであったと考えます．

司会 では，まとめです．

なぜ起きたか？ ～まとめ

- プラーク破綻によるType 1のPMIが発症した．
- モニター心電図でST低下時に頻脈であり，PMIの発症の一因となった可能性がある．
- PCIに伴う抗血小板薬2剤，および抗凝固薬である未分画ヘパリンの持続投与により出血をきたした．
- ヘパリン持続投与中のAPTTモニタリングの頻度が不十分であった．

今後 どうすべきか？ ～Take Home Message～

- 胸部症状に関する術前の詳細な問診を行う．
- リスクのある症例では術前なるべく早期からβ遮断薬，スタチンの開始を考慮する．
- 術前にβ遮断薬，スタチンを使用している症例では中断しない．
- 周術期は徐脈・低血圧に注意しながら，β遮断薬による心拍数管理を行う．
- 術前評価でリスクが低いと考えられた症例でもプラーク破綻によるType 1のPMIが起こりうる．
- リスクの高い症例では術後72時間は十分なモニタリングを行う．
- PMI発症時には，循環器内科医，外科医，集中治療医が協議し，出血と血栓形成のリスクを天秤にかけて治療戦略を十分に練る必要がある．
- 未分画ヘパリンの持続投与による抗凝固療法のモニタリングには，ACTではなくAPTTを用い，値が安定するまでは6時間おきに測定する．

M&Mを終えて Dr.讃井の一言

早期開催を心がけ，ナースの証言を大切にする

「何が起きたか」を追求するには，事実を正確に知るスタッフに出席してもらうことが重要ですが※，**事象が起きてからできるだけ早期の開催を心がける**ことも重要です．いくら診療録に記録が残っているといっても，細部は人の記憶に頼らざるを得ず，人の記憶は時間とともにあやふやになっていきがちです．細部を知る人という意味では，ICUのベッドサイドで最も患者に密着する存在であるナースの証言は貴重です．

現実には勤務体系上，細部を知るナースがM&Mカンファレンスに出席できない場合が少なくありません．そのような場合には，プレゼンターや司会者が**あらかじめ細部を知るナースに聞き取り調査をしておく**とよいでしょう．

※：Case12「M&Mを終えて Dr.讃井の一言」(p.153) 参照

参考文献

1) Landesberg, G. et al.：Perioperative myocardial infarction. Circulation, 119：2936-2944, 2009
2) Priebe, H. J.：Perioperative myocardial infarction—aetiology and prevention. Br J Anaesth, 95：3-19, 2005
3)「非心臓手術における合併心疾患の評価と管理に関するガイドライン（2008年改訂版）」（日本循環器学会 編），http://www.j-circ.or.jp/guideline/pdf/JCS2008_kyo_h.pdf
4) Poldermans, D. et al.：Guidelines for pre-operative cardiac risk assessment and perioperative cardiac management in non-cardiac surgery. Eur Heart J, 30：2769-2812, 2009
5) Fleisher, L. A. et al.：2009 ACCF/AHA Focused Update on Perioperative Beta Blockade Incorporated Into the ACC/AHA 2007 Guidelines on Perioperative Cardiovascular Evaluation and Care for Noncardiac Surgery. Circulation, 120：e169-e276, 2009
6) Lee, T. H. et al.：Derivation and Prospective Validation of a Simple Index for Prediction of Cardiac Risk of Major Noncardiac Surgery. Circulation, 100：1043-1049, 1999
7) McFalls, E. O. et al.：Predictors and outcome of a perioperative myocardial infarction following elective vascular surgery in patients with documented coronary artery disease：results of the CARP trial. Eur Heart J, 29：391-401, 2008
8) Poldermans, D. et al.：A clinical randomized trial to evaluate the safety of a noninvasive approach in high-risk patients undergoing major vascular surgery：the DECREASE-V pilot study. J Am Coll Cardiol, 49：1763-1769, 2007
9) POISE Study Group.：Effects of extended-release metoprolol succinate in patients undergoing non-cardiac surgery（POISE trial）：a randomized controlled trial. Lancet, 371：1839-1847, 2008
10) Poldermans, D. et al.：Pre-Operative Risk Assessment and Risk Reduction Before Surgery. J Am Coll Cardiol, 51：1913-1924, 2008
11) Paraskevas, K. I. et al.：Can statins reduce perioperative morbidity and mortality in patients undergoing noncardiac vascular surgery? Eur J Vasc Endovasc Surg, 32：286-293, 2006
12) Kapoor, A. S. et al.：Strength of evidence for perioperative use of statins to reduce cardiovascular risk：systematic review of controlled studies. BMJ, 333：1149, 2006
13) Hindler, K. et al.：Improved postoperative outcomes associated with preoperative statin therapy. Anesthesiology, 105：1260-1272, 2006
14) Schouten, O. et al.：Effect of statin withdrawal on frequency of cardiac events after vascular surgery. Am J Cardiol, 100：316-320, 2007
15) Garber, A. M. & Solomon, N. A.：Cost-effectiveness of alternative test strategies for the diagnosis of coronary artery disease. Ann Intern Med, 130：719-728, 1999
16) Landesberg, G. et al.：Perioperative myocardial infarction. Circulation, 119：2936-2944, 2009
17) Jneid, H. et al.：2012 ACCF/AHA focused update of the guideline for the management of patients with unstable angina/Non-ST-elevation myocardial infarction（updating the 2007 guideline and replacing the 2011 focused update）：a report of the

American College of Cardiology Foundation / American Heart Association Task Force on practice guidelines. Circulation, 126：875-910, 2012
18) Adesanya, A. O. et al.：Management of perioperative myocardial infarction in noncardiac surgical patients. Chest, 130：584-596, 2006
19) Devereaux, P. J. et al.：Perioperative cardiac events in patients undergoing noncardiac surgery: a review of the magnitude of the problem, the pathophysiology of the events and methods to estimate and communicate risk. CMAJ, 173(6)：627-634, 2005
20) Hirsh, J. et al.：Hearin：mechanism of action, pharmacokinetics, dosing considerations, monitoring, efficacy, and safety. Chest, 108：258S-275S, 1995

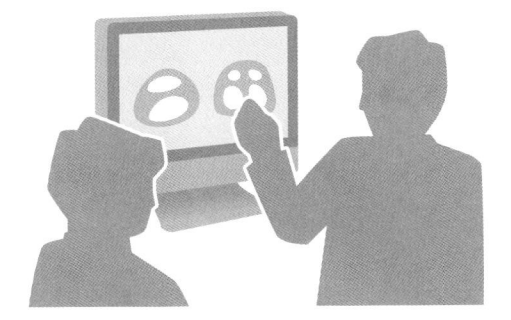

M&Mケースカンファレンス～重大事例から学ぶ　循環

Case 5
脳梗塞を合併した人工弁心内膜炎

塩塚潤二

■はじめに

人工弁心内膜炎は弁輪部の膿瘍や心筋内の膿瘍形成というような，いわゆる侵襲性の感染（invasive infection）を伴いやすくその死亡率は30～80％ともいわれています[1]．一方，脳塞栓症を合併した症例において，心内膜炎に対する外科的治療を行った場合，周術期早期に脳出血を起こす可能性が高まるとする報告があります[2]．手術タイミングの決定はきわめて難しい問題です．

カンファレンス参加者
- **司会** 司会者（集中治療専門医）
- **発表者** プレゼンターM（後期研修医）
- **初期** 初期研修医A
- **集中** 集中治療専門医C
- **循内科** 循環器内科専門医D
- **心外科** 心臓血管外科専門医E

Conference

症例

症例：74歳男性．人工弁心内膜炎

現病歴

入院の4カ月前，重症大動脈弁狭窄症により機械弁（SJM regent 19 mm）を用いた大動脈弁置換術を施行した．術後の経過は良好で2週間の入院の後退院し，以後外来通院していた．入院の1週間前に39℃の発熱があったが，自宅で様子をみていた．入院前日，右上肢の麻痺と失語が出現したため前医を受診し，左側頭葉の脳梗塞の診断でそのまま入院した．

入院翌日，入院時にとった血液培養2セットからグラム陽性球菌が検出されたため，経食道心エコー図検査を行ったところ，置換した大動脈弁の共通弁輪側に全周の1/2にわたる膿瘍が形成され，動揺を認めるという所見が得られた．手術適応ありと判断され，当院に転院搬送された．

既往歴

高血圧症，脂質異常症，高尿酸血症

生活歴・嗜好・アレルギー

喫煙歴なし，飲酒：機会飲酒程度，アレルギーなし

内服歴

ロスバスタチン（クレストール®），アロプリノール，ラベプラゾール，メトプロロール，ワルファリン

当日朝の他覚所見

血圧 105/70 mmHg，心拍数 100 回/分（洞調律），SpO_2 99％（3 L/分 nasal），呼吸数 30 回/分
会話可能，起座呼吸なし
入院時と比較して他覚的な症状の変化は認められなかった

入院時の検査所見

WBC 15,510/μL↑，Hb 10.3 g/dL↓，Ht 31.6％↓，Plt $19.0×10^4$/μL
PT-INR 2.6↑，APTT 91.4 秒↑
TP 6.0 g/dL，Alb 2.5 g/dL，AST 37 IU/L，ALT 22 IU/L，LDH 584 IU/L↑，ALP 217 IU/L，BUN 18 mg/dL，Cr 0.82 mg/dL，Na 131 mEq/L，K 3.5 mEq/L，Cl 110 mEq/L↑，Ca 7.5 mg/dL，FBS 191 mg/dL↑
動脈血液ガス（鼻カニューラ 3 L/分）
pH 7.390，$PaCO_2$ 22.3 Torr，PaO_2 105.3 Torr，HCO_3^- 14.5 mEq/L，乳酸 32 mg/dL↑（正常値＜16 mg/dL）

心エコー図検査

大動脈人工弁の半周にわたり膿瘍を形成し，弁周囲リークと弁座の動揺を認めた（図）．また，拡張期に僧帽弁逆流を認めた．左室収縮率の低下は認めなかった．

血液培養検査

入院前日（前医入院当日）　2/2 セット　コアグラーゼ陰性 Staphylococcus
入院当日（第 1 病日）　1/2 セット　Staphylococcus capitis
第 2 病日　2/2 セット　陰性

経　過

　当院転院後，治療方針について循環器内科，心臓血管外科，集中治療部で協議した．その結果，可及的速やかに手術が必要であることに関しては意見が一致した．しかし，すでに脳梗塞を起こしていることに関して，一部の医師から「脳梗塞急性期にヘパリンを大量に使用する心臓手術を行うと，出血性脳梗塞のリスクが高まるのではないか．確か感染性心内膜炎の手術時期に関して日本からそのような報告がなされていて，通常このような場合は可能な限り手術のタイミングを遅くしている」という意見が出た．
　その結果，脳梗塞急性期のため出血性脳梗塞が懸念されるということ，来院時心不全症状

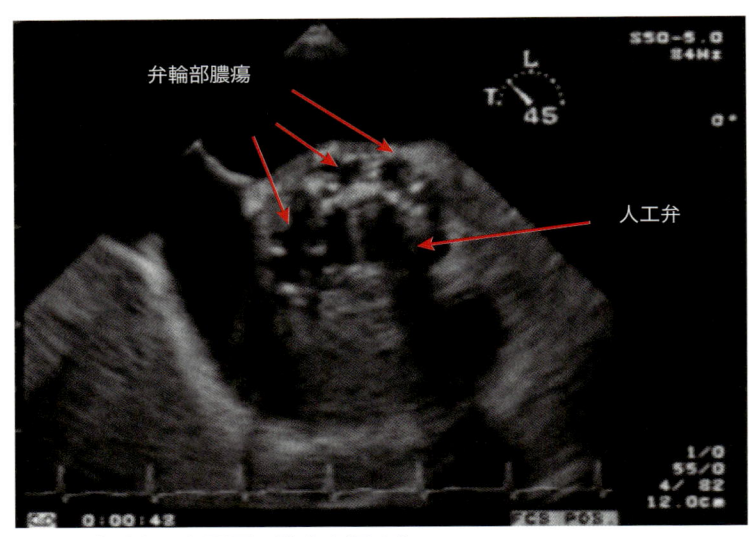

図　大動脈人工弁周囲に膿瘍を認めた

は強くなく，血行動態は安定していると考えられたことから，当分の間手術を延期する方針とした．その時点で血液培養の結果はグラム陽性球菌（GPC）であることがわかっていたため，バンコマイシン，ゲンタマイシン，リファンピシンを開始した．

入院後，本人の症状および所見に大きな変化はなかったが，第3病日の午前4時，突然意識障害が出現し，収縮期血圧が40 mmHg台に低下した．経胸壁心エコーを施行したところ人工弁の脱落を認め，まもなく心停止となり死亡した．

何が起きたか？

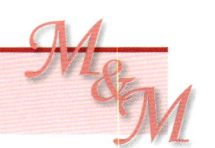

司会：ではまず症例をまとめましょう．発表者のM先生お願いします．

発表者：一言で言うと，人工弁の感染性心内膜炎の患者さんの人工弁が脱落して突然死した，ということになります．

司会：一言で言うとそういうことになりますが，事実を一つひとつ確認していくことが大切です．A先生（初期）何か確認しておきたいことはありますか？

（初期）：この方の治療方針に関して，手術が前提で来院されたようですが，抗菌薬は適切に投与され，感染は制御できていたのでしょうか．

発表者：Sanfordの「熱病」に従って選択をしました．入院当日の血液培養は陽性でしたがその後，陰性化しています．

司会：なるほど．抗菌薬は適切だったということですね．ほかに質問はありますか．

| 初期 | 入院後すぐに手術ではなく，いずれ手術を行うという方針になったのですね．
| 発表者 | 血圧は安定し酸素化も比較的保たれていて，急いで手術を行ってせっかく改善していた神経症状が悪化することがないようにしたいと考えました．
| 集中 | 確か脳梗塞は左中大脳動脈のM2領域に限局しており，機能的にも右上肢の筋力はほぼ元に戻っていたと記憶しています．
| 司会 | 脳梗塞としては重症度が低いが，手術によって出血性脳梗塞を起こし神経学的予後を悪くすることを心配していたということですね．
| 発表者 | そういうことになります．
| 集中 | この方の循環動態が安定していたというのには疑問を感じます．酸素化は良かったかもしれませんが，呼吸数が多く血液ガスでも二酸化炭素分圧は低くなっています．乳酸も高値ですし，循環不全による嫌気性代謝を代償していたのではないですか？
| 司会 | M先生どのように考えましたか．
| 発表者 | 確かにモニター画面のSpO_2や動脈血液ガス上のPaO_2だけに目がいって，呼吸回数や$PaCO_2$などはあまり気にしていませんでした．
| 司会 | この方が循環不全だとすると，早期の手術適応になりえますか？
| 循内科 | そうですね．なりうるかもしれません．ただ，それでもどの程度早期かといわれると，心不全としてそこまで重症ではないという判断でしたから，保存的に心不全管理後の手術もありえたかもしれません．
| 司会 | わかりました．ほかに何か確認しておきたいことはありますか．
| 初期 | 左室の機能は維持されていたのでしょうか．
| 発表者 | 「収縮率」という視点でみれば維持されていました．ただし，**心エコー図で，「拡張期に僧帽弁逆流」を認め，この状況下では著しい左室拡張末期圧の上昇が考えられます**．この点に関しては，当時はあまり重視していませんでした．
| 司会 | では，M先生まとめてください．
| 発表者 | わかりました．

何が起きたか？ ～まとめ

- 弁座の動揺を伴う大動脈弁位の人工弁心内膜炎患者が入院した．
- 軽度の急性期脳梗塞を合併していた．
- 手術の適応があると判断されたが
  - いくつかの所見は心不全を示唆した
  - 総体として循環動態は安定していると判断した
  - 術中抗凝固療法による出血性脳梗塞の合併を懸念した
- これらの理由により手術の延期が選択された．
- 人工弁の脱落により死亡した．

なぜ起きたか？ 今後どのようにすべきか？

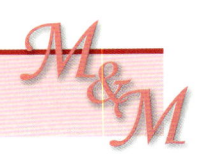

司会 では，各検討項目に関してディスカッションしていきましょう．

① 手術適応

司会 まず，人工弁心内膜炎の手術適応についてM先生まとめてくれたそうなので提示してください．

発表者 はい．2006年AHA/ACCのガイドラインでは[3]，人工弁心内膜炎の手術適応に関して❶人工弁機能不全，❷人工弁の動揺（dehiscence），❸弁の閉塞や逆流の増悪，❹膿瘍などの合併症の発生をClass Ⅰとしています．また，①菌血症の持続や②再発の人工弁心内膜炎をClass Ⅱaとしています．

司会 この症例の場合はどう考えられますか，D先生（循内科）．

（循内科） ❷の人工弁の動揺が最も当てはまります．先ほどC先生（集中）が指摘されたように，心不全であったと考えると❶人工弁機能不全も当てはまるかもしれません．さらに❹膿瘍などの合併症も当てはまりますから，ガイドラインを適応すれば手術適応はClass Ⅰであり，ほかに手術を妨げる要素がなければ手術を行うべき症例でしょう．

（集中） 人工弁心内膜炎を保存的に診療するということはありえないのでしょうか．

（心外科） ガイドラインにも手術が必要となることが多い，というような記載になっています．人工弁心内膜炎の治療法に関する研究をレビューした論文[4]があり，それによると保存的治療でも手術的な治療でも有意差がないとする研究も存在するようですが，どちらの治療戦略であっても質の高いランダム化比較試験に支えられているわけではありません．**手術治療が現在のところスタンダード**といってよいでしょう．

② 出血性脳梗塞

司会 脳梗塞の急性期合併症として出血性梗塞が懸念され，開心術に伴うヘパリンの使用により致命的になりうると考えたようですが，この点に関してどなたかコメントいただけますか．

（集中） 2007年のAHAのガイドライン[5]では急性期脳梗塞患者の約5％に出血性脳梗塞が認められると記載されています．開心術のような大量のヘパリン使用ではありませんが，同ガイドラインのなかに脳梗塞患者に対するヘパリン投与の項目があり，脳梗塞早期のヘパリン使用はClass Ⅲで無効，ときには有害かもしれないとされています．また，心原性脳塞栓症に対して48時間以内にヘパリン投与を開始した研究を集めたメタ解析では，ヘパリン投与群で有意に出血性脳梗塞が多かったと報告されています[6]．本症例でさらに大量のヘパリンを使用する手術を躊躇したことは理解できます．

（循内科） 実際に，脳梗塞の急性期に開心術を行うことに関して，何らかの勧告はあるのでしょうか．

（心外科） 一般常識というか通念として，脳梗塞急性期に開心術を行うのは危険だという認識はありますが，今回のカンファレンスに合わせて調べた限りでは，明文化されたルールはないようで

した．非常に古い研究で，急性期脳梗塞患者（28日内）に開心術を行った場合の神経合併症を調べた研究がありましたが，わずか15人を対象とした研究で，参考になるようなものではありませんでした[7]．

❸ 手術時期

司会 ではA先生，この症例で出血性脳梗塞のリスクを考慮しても，手術を急いだ方がよいと考える所見は何があったと思いますか．

初期 やはり弁座の動揺，拡張期僧帽弁逆流，乳酸アシドーシスなどですか．

司会 そうですね．D先生，手術時期に関してはどのような見解が標準的なのでしょうか．

循内科 脳梗塞を合併していなかったとしても，適切な手術時期に関してわからないことが多いようです．今回の症例では弁座の動揺という手術適応が，術後に神経系の合併症を増悪させる可能性に対してどの程度優先されるか，ということではないかと思います．

集中 古典的には心内膜炎による脳塞栓症合併例では，発症2週間以降に手術を行った方が神経学的予後が良いといわれているのですよね．

循内科 日本から1995年に発表された後ろ向き観察研究[2]で神経症状の悪化は脳梗塞発症から4週間以降なら安全に行えるというものが有名です．

司会 ほかにも手術を遅らせた方がよいという報告はあるのですか？

循内科 ほかにもありますが，先ほどの日本から報告された研究も含めて，規模の小さな観察研究しかありません[8]．

司会 逆に，早期に行っても神経予後には関連しないとする報告はないのでしょうか．

循内科 今回のカンファレンスのために調べてわかったのですが，近年そのような報告が増えているようです[9～11]．ただし，どれも観察研究ばかりで決定的とは言いがたいと思います．

司会 では，早期に手術をすべきかどうかは結論が出ていないということですか．そうすると，弁座の動揺がある患者を手術せずに待ったということは必ずしも間違いではなかったのでしょうか．

集中 UpToDate®からの情報で出典が明示されていなかったのですが，感染性心内膜炎でなく**心原性脳塞栓症のように二次予防が必要な場合は，出血性脳梗塞に関連すると考えられる脳梗塞の範囲が軽度～中等度ならば，24時間以内に抗凝固療法を始めることが可能**である[12]とありました．ただし，どの程度の大きさを軽度～中等度とするかは明示されていませんでした．もちろん使用する抗凝固療法の強さは全く違いますが，本症例において脳梗塞は軽度だったようですし，過大評価してしまったのではないでしょうか．

司会 最近，手術時期に関してランダム化比較試験が出たようですが，何かご存じですか？

循内科 ええ，確かに感染性心内膜炎の手術時期に関してランダム化比較試験が出ています[13]．一次エンドポイントを6週間以内の病院内死亡と臨床的に明らかな塞栓症のコンポジットアウトカムとして，早期手術群（48時間以内）は対照群と比較して**死亡・合併症の割合が有意に低かった**（3％ vs 23％，ハザード比0.10，95％信頼区間0.01-0.82，P＝0.03）と報告されています．ただし，この研究では人工弁心内膜炎は除外されていますから，われわれが知

りたい「脳梗塞を伴う人工弁心内膜炎の患者の手術時期」とは異なる患者群であるといわざるを得ません．76人の参加者のなかに脳梗塞を合併していた患者は22人で，この22人だけに関して早期手術が有効かどうかはこの研究からはわかりません．

(司会) では参考にならないと？

(循内科) いえ，この研究において**弁輪あるいは大動脈の膿瘍，逆流症による中等度から重症の心不全，真菌による心内膜炎，刺激伝導系の異常を伴うもの，弁の穿孔などの破壊を伴うものは，2006年のAHA/ACCガイドライン[3]に従って緊急手術の適応**として除外項目にする，としています．実際には同ガイドラインでは，これらの項目は自然弁の感染性心内膜炎の「手術適応」とされているだけで「緊急手術の適応」とは書かれていません．ただこの研究者たちにとって，そしておそらく他の多くの医師たちにとっても上記の項目は手術を急ぐべきと考える人が多いといえるでしょう．本症例の人工弁の動揺というのはこれらと同等以上の危険性を有していると考えられますので，出血性脳梗塞の危険があったとしても緊急手術に踏み切るべきだったかもしれません．情報が少ないなかで「日本から出た研究結果が…」というのがひとり歩きしすぎた気がします．まして，1995年に出た結果ですからね．

(心外科) 今回はいつも説得力のある発言をされる先生が，「手術を待った方がよいのではないか．日本から出た研究もあるし…」と発言して，一気に「手術を待とう」という空気ができあがってしまった気がします．手術の決断に関してはどうしても外科医の意見が優先されますし，まして信頼のおける先生の発言となると….

(集中) 「異を唱えてもし結果が悪かったら」という恐怖心も働きますね．

(司会) 医師の意思決定に関わる因子は複雑で，エビデンス云々だけでなく，もっと人間くさい心理，しがらみ，空気，政治的な配慮などでの影響を受けるので，この場では語り尽くせないでしょう．時間も迫っていますし，そろそろまとめに入りましょうか．

なぜ起きたか？ ～まとめ

- 脳梗塞を過大評価した．
- 出血性脳梗塞を極端に恐れた．
- いくつかの循環動態不安定の所見を見落としていた．
- 人工弁の動揺という所見を軽視し，人工弁の脱落を予測できなかった．
- 1つの見解を正しいと思い込んでしまう背景があった．

(心外科) 人工弁の脱落の危険性がある患者さんを集めて手術時期を比較する介入研究は倫理的にはできるはずがないですね．得られるエビデンスの質が高くない場合，その結果を自分の目の前の患者に適応してよいものか悩むことはしばしばあります．限られた情報のなかで，それぞれの選択肢に伴う危険性を適切に評価するのは，今回の症例に限らずいつも難しい．

(司会) 今回は，人工弁心内膜炎の診療方針，脳梗塞合併患者の開心術の時期に関する知識の不足や，1つの見解に流された，求める根拠の信頼度の確認が足りなかったことなどの影響が大きかっ

たようですが，今後どうすべきでしょうか．

（心外科） 外科医なら誰しも手術で合併症を作りたくないので，高リスク患者では手術を行うに値する理由を探します．今回は手術をすぐに行うべきという強い理由を見つけられず，これが結果的に適切なタイミングを逃すことにつながった．今回，M&Mにはじめて参加してとても勉強になりましたので，今後は当科でもM&Mを行いメンバーの知識を向上させたいと思います．それに，関連各科の英知を絞るというか，循環器内科や集中治療部をはじめとして関連各科とのコミュニケーションを良好に保ち，お互いに自由に意見が交換できる関係を作ることが重要でないかと思いました．

司会 論文的な最新の知識の共有という点に関しては，例えばジャーナルクラブの論文のテーマが他科に関係がある場合には，そのサマリーを共有するなど，比較的簡単なことからはじめるのもよいかもしれないですね．

今後どうすべきか？ ～Take Home Message～

- 意思決定の材料として，1つの研究結果，1人の見解に左右され過ぎないように冷静に判断し，反論材料を用意したうえで勇気を出して反論する．
- 想定されるリスクを適切に評価し，天秤にかける．
- 多科間のコミュニケーションを良好にしてチームで判断・意思決定する姿勢を継続する．

発表者 残念がながら，今回の結論はいずれも努力目標であって，何か効果的な対策を考案できたわけではありません．

司会 システム改善までめざすのが理想ですが，今回のようなM&Mもあります．まずはこの結論を活かしましょう（Case13「M&Mを終えてDr.讃井の一言」参照，p.165）．

M&Mを終えて Dr.讃井の一言

M&Mの主旨を浸透させるには

ICUの診療には複数の科，複数の部門が関わります．当然，そこで起こる重大事象にも複数の科，複数の部門が関わり，ICU医師だけしか関わらないことはむしろ稀です．したがって，カンファレンスに他科・他部門の関係者が出席した方が「何が起きたか」，「なぜ起きたか」に関してより的確な議論が展開され，より明確な結論が生まれやすくなります．

注意しなければならないのは，他科スタッフがM&Mの思想や主旨を理解していなかったり，文献的な裏付けのない自分の経験論のみで議論を展開してしまう場合です．自科，他科を問わずこのような出席者が議論のブレーキになります．

このような事態を防ぐには，M&Mカンファレンスの**冒頭でミニ総論を展開しその主旨を確認したり**[※]，はじめて出席する他科・他部門スタッフには，**あらかじめ資料としてM&M総論**

> を文書やスライドで**配布**したり，出席をお願いする段階で「○○について文献的裏付けのある発言をお願いしたいのでご準備お願いします」とお知らせして**あらかじめ文献検索をお願いする**という対応をとるとよいでしょう．
>
> 　複数科・複数部門のスタッフが集まるM&Mという公的な場で，的外れな発言，持論の展開に終始することを，自分のなかで是とするか非とするかの感受性の差，人としての考え方の差にもよりますが，多くの場合，誠意ある対応をしてくださるでしょう．
>
> ※：Case 9「M&Mを終えて Dr. 讃井の一言」（p.124）参照

参考文献

1) Vongpatanasin, W. et al.：Prosthetic heart valves. N Engl J Med, 335：407-416, 1996
2) Eishi, K. et al.：Surgical management of infective endocarditis associated with cerebral complications. Multi-center retrospective study in Japan. J Thorac Cardiovasc Surg, 110：1745-1755, 1995
3) American College of Cardiology/American Heart Association Task Force on Practice Guidelines：ACC/AHA 2006 guidelines for the management of patients with valvular heart disease：a report of the American College of Cardiology/American Heart Association Task Force on Practice Guidelines (writing committee to revise the 1998 Guidelines for the Management of Patients With Valvular Heart Disease)：developed in collaboration with the Society of Cardiovascular Anesthesiologists：endorsed by the Society for Cardiovascular Angiography and Interventions and the Society of Thoracic Surgeons. Circulation, 114：e84-231, 2006
4) Attaran, S. et al.：Do All patients with prosthetic valve endocarditis need surgery? Interact Cardiovasc Thorac Surg, 15：1057-1061, 2012
5) Adams, H. P. Jr et al.：Guidelines for the early management of adults with ischemic stroke：a guideline from the American Heart Association/American Stroke Association Stroke Council, Clinical Cardiology Council, Cardiovascular Radiology and Intervention Council, and the Atherosclerotic Peripheral Vascular Disease and Quality of Care Outcomes in Research Interdisciplinary Working Groups：The American Academy of Neurology affirms the value of this guideline as an educational tool for neurologists. Circulation, 115：e478-534, 2007
6) Paciaroni, M. et al.：Efficacy and safety of anticoagulant treatment in acute cardioembolic stroke：a meta-analysis of randomized controlled trials. Stroke, 38：423-430, 2007
7) Zisbrod, Z. et al.：Results of open heart surgery in patients with recent cardiogenic embolic stroke and central nervous system dysfunction. Circulation, 76 (5 Pt 2)：V109-112, 1987
8) Gillinov, A. M. et al.：Valve replacement in patients with endocarditis and acute neurologic deficit. Ann Thorac Surg, 61：1125-1129, 1996
9) Piper, C. et al.：Stroke is not a contraindication for urgent valve replacement in acute infective endocarditis. J Heart Valve Dis, 10：703-711, 2001
10) Ruttmann, E. et al.：Neurological outcome of septic cardioembolic stroke after infective endocarditis. Stroke, 37：2094-2099, 2006
11) Thuny, F. et al.：Impact of cerebrovascular complications on mortality and neurologic outcome during infective endocarditis：a prospective multicentre study. Eur Heart J, 28：1155-1161, 2007
12) Jamary Oliveira-Filho, MD, PhD. & Walter J Koroshetz, MD：Antithrombotic treatment of acute ischemic stroke and transient ischemic attack. UpToDate
13) Kang, D. H. et al.：Early surgery versus conventional treatment for infective endocarditis. N Engl J Med, 366：2466-2473, 2012

M&Mケースカンファレンス～重大事例から学ぶ

体液・電解質

Case 6
ICU退室後の心室細動

瀬尾龍太郎

■ はじめに

ICU退室後，病棟での急変によりICU再入室となる症例を経験します．振り返ってみると再入室の下地が徐々に作られていたことに気づくことがあります．

カンファレンス参加者
- **司会** 司会者（集中治療専門医）
- **発表者** プレゼンターM（後期研修医）
- **初期** 初期研修医A
- **後期** 後期研修医B
- **麻酔系** 麻酔科系集中治療専門医C
- **内科系** 内科系集中治療専門医D

Conference

症例

症例：72歳男性．敗血症性ショックから回復しICU退室後

現病歴
2型糖尿病による慢性腎臓病（CKD G3b）にて他院にて加療中であった．入院1日前から咳嗽と発熱を認め，入院当日朝に呼びかけに反応が鈍かったため家人が救急車を要請し当院救急外来へ搬送された．重症呼吸不全，肺炎球菌性肺炎，敗血症性ショック，播種性血管内凝固症候群，急性腎傷害（acute kidney injury：AKI）と診断され，ICUへ入室となった．

既往歴
2型糖尿病，CKD G3b，本態性高血圧，脂質異常症

生活歴
生活は自立．飲酒なし．喫煙は20年間40本/日（現在禁煙中）．アレルギーなし．

内服歴
アムロジピン，アトルバスタチン，シタグリプチン（ジャヌビア®），ロサルタン（ICU入室時にアトルバスタチンのみ再開）

バイタルサイン（救急外来受診時）

血圧90/42 mmHg，心拍数110回/分，呼吸数30回/分，体温35.2℃，SpO$_2$ 89％（酸素はリザーバー付きマスクにて15 L/分投与）

入院時検査所見（救急外来受診時）

WBC 14,000/μL（好中球優位，左方移動あり）↑，Hb 11.3 g/dL↓，Plt 45,000/μL↓，TP 6.2 g/dL，Alb 3.2 g/dL，AST 20 IU/L，ALT 18 IU/L，LDH 120 IU/L，T-Bil 1.5 mg/dL↑，BUN 52 mg/dL↑，Cr 5.0 mg/dL↑，Na 140 mEq/L，K 5.5 mEq/L↑，Ca 7.9 mg/dL↓，Glu 240 mg/dL↑，PT-INR 1.8↑，APTT 42秒↑
pH 7.20，PaO$_2$ 57 Torr，PaCO$_2$ 25 Torr，HCO$_3^-$ 14 mEq/L，
乳酸8.0 mmol/L（正常値＜2 mmol/L），BE －10 mEq/L

入院時胸部X線写真

左上肺野全体の浸潤影に加えて両側中心性びまん性浸潤影あり

経過

　救急外来にて気管挿管され人工呼吸管理，カテコラミン投与，抗菌薬療法が開始された．ICUへ入室し集学的治療を開始，その後徐々に循環動態，呼吸状態が改善し，第3病日にカテコラミンが中止となり，第4病日に気管チューブを抜去した．第5病日には血小板の増加も認めた．また入院後約36時間尿量の減少を認めていたが，全身状態の改善とともに尿量も増加し，血液浄化療法は必要なかった．

　第1病日より経腸栄養を開始，気管チューブ抜管後も経口摂取が不十分であったため経腸栄養を併用した．また蛋白投与量やカロリー投与量を考慮し経腸栄養剤の種類や投与量を適宜変更した．

　また，経過中に一過性に発作性心房細動を認めたため，再発予防目的で第4病日からβ遮断薬〔カルベジロール（アーチスト®）1回5 mg 1日2回投与〕を開始した．

　入院当初血糖管理が困難で持続インスリン静脈投与を行っていたが，全身状態の改善とともに血糖値も安定し，第5病日よりインスリンの皮下注射に変更した．

　また入院当初から深部静脈血栓症（deep vein thrombosis：DVT）予防目的で未分画ヘパリンの皮下注射（5,000単位12時間ごと）を施行した．

　第6病日にICUから退室となり，一般病棟にて病棟担当医による管理が開始された．

　第10病日の夜に病棟急変コールがかかり，ICU当直医が駆けつけると同患者が心室細動を起こしていた．型のごとく心肺蘇生を行いながら血液ガス分析を施行したところ血中カリウム濃度が7.6 mEq/Lと高カリウム血症を認めていた．8.5％グルコン酸カルシウム液10 mLとインスリン10単位，50％ブドウ糖液50 mLを投与しつつ除細動を行ったところ洞調律に復した．そのままICUへ再入室となった．

　心肺停止時間は8分で，ICU入室後に意識状態の回復と呼吸状態の安定を確認し，抜管した．高カリウム血症に対しては補液によって腎前性の要素を除外し，ポリスチレンスルホン酸カルシウム（カリメート®）の経腸投与ならびにβ遮断薬を中止したところ，尿量が確保でき高カリウム血症の再燃を認めなかった．第14病日にICUから退室となった．

その後も順調に回復し，第19病日に独歩退院となった．

何が起きたか？

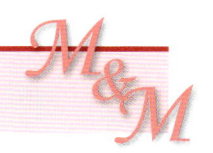

司会 今回のイベントで何が起きたかを考えていきましょう．何か確認事項はありますか．

❶ カリウムの推移

（初期） ICU管理中の血清カリウムの推移はどうだったでしょうか．

発表者 入院当初は高乳酸血症による代謝性アシドーシスと慢性腎臓病の急性増悪があり，5.5 mEq/Lと高値でしたが，第3病日より4.1 mEq/Lまで低下しその後も安定しており，ICU退室日の朝には4.8 mEq/Lでした．

司会 ICU入室中はパニック値になることはなかったということですね．

発表者 そうです．

（初期） 退室以降はどうでしたか．

発表者 第8病日の朝に5.5 mEq/Lでしたが，以後測定されておりません．

❷ クレアチニンと尿量の変化

（後期） 入院後からイベント発生までのクレアチニンと尿量はどう変化していましたか．

発表者 外科通院中のクレアチニン値は2.0 mg/dL程度だったようですが，入院時には5.0 mg/dLまで上昇しておりました．第4病日には3.5 mg/dLまで低下しておりましたがその後低下は止まり，一般病棟に転棟してからの第8病日の採血では4.0 mg/dLと再上昇しておりました．尿量は入院当初は20 mL/時と低下しておりましたが，第2病日の夜から増加しはじめ第3病日には100〜120 mL/時の尿量が得られていました．その後も順調に出てICU退室の第6病日まで同様の状態でした．しかし記録上は一般病棟に移ったあとから尿量の低下をみとめており，第7病日の1日尿量は550 mLだったようです（図）．

司会 一般病棟に移ってから腎機能の悪化があったかもしれないということですね．

❸ カリウム投与量の推移

（初期） カリウムの投与量の推移はどうだったのでしょうか．

発表者 経腸栄養剤として当初はオキシーパ®を用いていたのですが，間欠投与に変更になった際に蛋白投与量を考慮しペプタメン® AFに変更しました．総カロリー数を増やしている途中であったこともあり，第5病日から第6病日で1日カリウム投与量が45 mEqから60 mEqに増加しました．ICU退室後もほぼ同量のカリウム投与量であったようです．

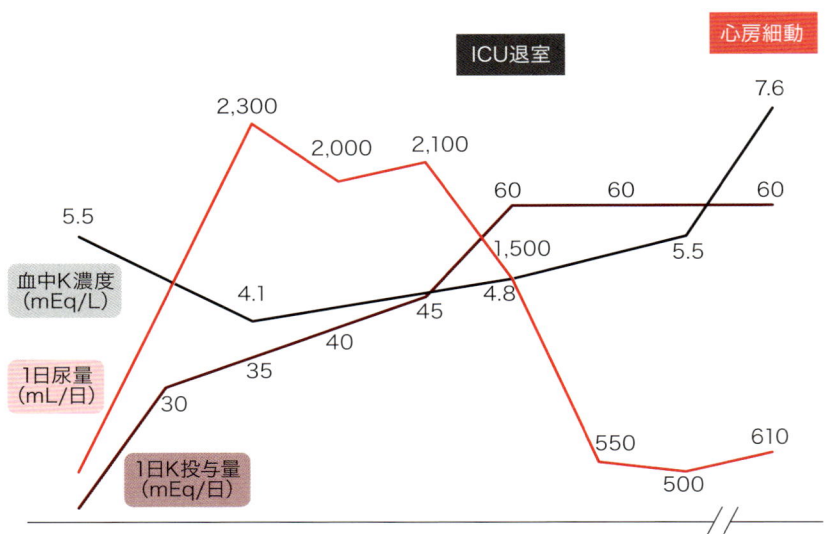

図　入院後の血中カリウム濃度，1日尿量，1日カリウム投与量の推移

❹ 使用薬剤

(後期) 薬剤についての確認ですが，インスリンはICU入室中と退室後にどのように使用されていたのでしょうか．

(発表者) 入院日から第5病日の朝までは持続投与を行っていました．1日60から80単位ほど必要であったようです．しかし全身状態の改善とともに血糖値の安定化を認め，また経口摂取が開始され経腸栄養も間欠的投与となったために，長時間作用型インスリンおよび超短時間作用型インスリンの皮下注射に変更されております．第5病日のインスリン1日総投与量は25単位で，以後同量が継続されておりました．

(麻酔系) インスリンの投与量が減って，インスリンによるカリウムの細胞内移行効果が図らずも低下していた可能性があるということですね．ほかに高カリウム血症に関連する薬剤を使用していましたか？

(発表者) はい．見直してみたところ，β遮断薬とヘパリンが投与されておりました．

(司会) なるほど．ヘパリンにも高カリウム血症の誘発作用がありますね．ほかには？

❺ 病棟担当医への引き継ぎ

(内科系) 引き継ぎに関してですが，ICU退室にあたり病棟担当医に電解質異常発症の可能性に関して伝えましたか？

(発表者) いえ，CKDとAKIがあることは伝えましたが，カリウムを含む電解質に関する申し送りは特別行っておりませんでした．

| 内科系 | それと特殊な栄養剤を使用していたようですが，そのことを病棟担当医が理解したうえで病棟でも継続したのですか？

| 発表者 | 退室した第6病日が金曜日であったこともあり，翌週の月曜日まで継続する指示になっていたようです．カリウム濃度が高いなどの，この栄養剤の特性については病棟担当医に伝えておりませんでした．その病棟担当医に後から聞いたところ，今回がはじめての使用であったようです．

| 司会 | ほかには？ …なさそうですね．それでは発表者のM先生，今回のイベントで何が起きたかまとめてください．

| 発表者 | 今回話し合うべき出来事は以下のようにまとめられます．

何が起きたか？ 〜まとめ

慢性腎臓病を有する敗血症性ショックの回復過程にある高齢男性において，
- 高カリウム血症を誘発する可能性があるβ遮断薬とヘパリンが投与され，一方でインスリンの投与量が減量された．
- 退室前にカリウム含有量が多い栄養剤に変更された．
- ICU退室後に腎機能が悪化した．
- ICU担当医が高カリウム血症になりやすい状況であることに気づいていなかった．
- カリウムが上昇しうる状況であったことが，病棟担当医に申し送られていなかった．

なぜ起きたか？ 今後どのようにすべきか？

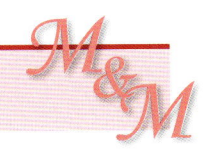

| 司会 | ではなぜこのような事態に陥ったかを議論していきましょう．どなたか意見はありますか？

① 高カリウム血症が誘発される薬剤投与

| 初期 | 今回M先生のプレゼンテーションを聞いて，ヘパリンが高カリウム血症の原因になり得るというのを初めて知りました．また，β遮断薬開始やインスリン中止によるカリウム上昇機序は考えればわかることなのですが，実際に私が見ていたとしたらぱっと思いつかないと思います．

| 麻酔系 | そうですね．一般的に高カリウム血症の鑑別診断のフレームワークは「過剰摂取・投与，排泄障害，細胞外移行」の3つですが[1]，これとは別に高カリウム血症をきたす薬物を覚えておくと便利です（表1）．高カリウム血症の危険性が高い患者さんに投与する際に注意することができるでしょう．

| 発表者 | カルベジロールの添付文書に副作用として高カリウム血症の記載があります．またほかのβ

表1 高カリウム血症をきたしうる臨床でよく用いられる薬剤

薬剤	高カリウム血症の機序
β遮断薬	レニン放出減少（それによるアルドステロン効果の低下），ナトリウム-カリウムポンプによるカリウムの細胞内移行の障害
スピロノラクトン，エプレレノン	アルドステロン受容体阻害によるカリウム分泌の障害
ヘパリン，ケトコナゾール	アルドステロン合成障害
アンギオテンシン変換酵素阻害薬，アンギオテンシンⅡ受容体阻害薬	アルドステロン放出減少，GFRの低下
サクシニルコリン	細胞内から細胞外へのカリウムの移行
NSAIDs	レニン放出減少，GFR低下
ジゴキシン	ナトリウム-カリウムポンプの抑制
タクロリムス，シクロスポリン	レニン放出減少
トリメトプリム，アミロライド，トリアムテレン，ペンタミジン	集合管におけるナトリウムチャネルの阻害によるナトリウム-カリウム交換減少と，カリウム分泌低下

文献2より引用

遮断薬使用時の高カリウム血症発症に関して報告が散見されます[3,4]．未分画ヘパリンの高カリウム血症に関しても症例報告が複数あります[5,6]．

（内科系） さて，この症例にICU退室後もβ遮断薬を継続する必要がありましたか？

発表者 そこは議論があるところだと考えています．**ICUにおいて最も多く遭遇する不整脈は心房細動で**[7]，さらに**敗血症性ショック患者の46％に新規の心房細動が合併する**という報告があります[8]．しかし，こんなにも頻繁にみる不整脈に対してどのような管理が予後を改善させるかは依然不明のままです．もちろんその予防についても然りです．今回用いたβ遮断薬が敗血症患者の心房細動を予防し，さらに脳梗塞や死亡まで減少させるという良質なデータはありませんが，**敗血症性ショック患者が脳梗塞を合併する頻度は高く，そのような患者の死亡率も高いこと**[9]，加えて**心臓手術周術期のデータですがβ遮断薬が心房細動発症を有意に減少させる**というメタ解析結果があること[10]から，β遮断薬を継続しようということになりました．

（内科系） β遮断薬の弊害についても考える必要がありますよね．周術期のデータを用いてよいのなら，心臓手術以外の手術を受ける患者にβ遮断薬を心血管イベント予防目的に投与したら，イベントは減ったが脳梗塞と死亡率が増加したという多施設前向き無作為比較試験があります[11]．また慢性期のデータでも，高齢の高血圧患者に対するβ遮断薬が脳梗塞発症と関連があったというメタ解析もあります[12]．いずれのデータも本症例と患者群が異なるのでそのまま適応することはできませんが，このようなβ遮断薬の害についても知っておくべきでしょう．そもそも敗血症性ショックから回復していたということは危険因子が改善しているということなので，心房細動再発の可能性はすでに減少していたのではないでしょうか．

発表者 そうですね．ICU退室後に心房細動が発症する確率に関しては特に考慮されておりませんでした．

|司会| 議論がつきないところですが，敗血症患者の心房細動予防に関して何が正しいとは現時点ではいえないので，本症例に対するβ遮断薬投与の妥当性については評価不能ということにしましょう．

(麻酔系) 未分画ヘパリンに関しても継続の必要性に関する議論はありましたか？

|発表者| はい．2012年のACCPの非外科患者に対する静脈血栓塞栓症のガイドライン[13]を参照し，少なくとも離床ができるまでは未分画ヘパリンを継続するのが妥当であるという判断になりました．ICU退室日はまだ立位訓練を1日数回行っていた程度で，ほとんどベッド上で過ごされておりました．

|司会| ほかに薬剤に関して何かありますか？

(後期) インスリンの減量・中止も一般病棟に転棟する際によく行いますが，今回のような高カリウム血症の危険性がある患者さんでは留意する必要がありますね．

|発表者| そうですね．重症患者ではインスリン抵抗性が増悪することが知られており[14]，インスリン投与量はかなり多くなります．**病態改善とともにインスリン抵抗性が改善しインスリン必要量は低下しますが，その場合インスリンのpH上昇作用と血清カリウム低下作用が減弱する**ということを認識する必要があります[15]．この症例ではそのことが重要視されていませんでした．

❷ カリウムを高濃度に含む栄養剤

(内科系) 栄養剤についてですが，次から次へと栄養剤が発売されて，それぞれの特徴を十分に理解しないまま使用しているのをよく目にします．特に副作用に関しては十分注意がなされていないと感じます．ペプタメン® AFはペプチドベースの蛋白質を多く含み，さらに脂質の50％が消化されやすい中鎖脂肪酸で重症患者に使用しやすい栄養剤ですが，他の製品と比べるとカリウム含有量が多く高カリウム血症になりやすいことに留意すべきです（表2）．100 kcal当たり155 mg（3.97 mEq）含まれている計算になります．

(初期) 私は今回の症例で，この栄養剤のカリウム含有量が多いことをはじめて知りました．

(内科系) 薬剤と同様に，栄養剤も効果・効能だけでなく副作用にも精通して使用しなくてはいけませんね．

(後期) 当院では採用栄養剤の栄養価比較表が電子カルテで見られるようになっています．すこし面倒ですが，栄養剤の変更時にこの表を確認するようにすれば電解質の変化を予測できると思います．

❸ 高カリウム血症になりやすい状況

(麻酔系) ICU担当医はこの患者さんの高カリウム血症の危険性を察知していたでしょうか？

|発表者| 入院当初はカリウム増加を認めていたので注意していたのですが，低下傾向を認めたあたりからあまり気にとめておりませんでした．

(麻酔系) **AKI後の利尿期に尿量が増加してあたかも腎機能が回復したかのようにみえることがありますが，そういう場合でも溶質除去が十分でないことがよくみられます．**特にCKDがある場合

表2 オキシーパ® とペプタメン® AFの栄養価比較表

	単位	オキシーパ®	ペプタメン®AF
100 kcal 当たりの量	mL	66.7	66.7
蛋白質	g	4.16	6.3
総脂質	g	6.24	4.4
n-6／n-3		1.6	1.8
糖質	g	7.1	8.8
水分	g	52.4	52
Na	mg	87	80
K	mg	131	155
Cl	mg	113	54
P	mg	67	57
Ca	mg	71	67
Mg	mg	21	21
浸透圧	mOsm／L	384	440

は注意が必要です．

発表者 そうですね．先に述べたクレアチニンの推移からも尿量増加は利尿期による影響が大きいと考えられ，やはり溶質除去が不十分であったかもしれませんね．

❹ 腎機能の悪化

内科系 一般病棟に転棟してから腎機能が悪化しているようです．これはなぜだと考えていますか．

発表者 看護記録をみると患者さんは口渇を訴えていたようです．脈拍を含むバイタルサインの変化はなかったのですが，循環血液量が低下して腎前性の要素が関与した可能性があります．そのほか腎性の要素もあったかもしれませんが，明らかな原因は不明で，検査もされておりません．

内科系 **急性腎傷害の利尿期の尿濃縮障害は気をつけていないと脱水を引き起こします．**今回の症例において，そのことがICU担当医・病棟担当医の共通認識としてなかった可能性がありますね．

後期 脈拍が変化していなかったのはβ遮断薬の影響でしょうね．それと，心拍出量低下が腎血流量低下を起こしていた可能性はないでしょうか．影響因子として考えられるものはβ遮断薬と敗血症性心筋症，院内発症の心筋梗塞や肺血栓塞栓症でしょうか．

発表者 心機能に関しては，第6病日に経胸壁心臓超音波検査を行っており，そのときすでに駆出率が60％を超えておりました．敗血症性心筋症ではいったん回復した駆出率は再度低下しない[16]のが一般的であるのを考えると，病棟に移った後に敗血症性心筋症が発症した可能性は低いと思われます．

β遮断薬の影響に関して否定はできません．なお，ICU再入室後に確認した経胸壁心臓超音波検査で，病棟内発症の心筋梗塞や肺血栓塞栓症の可能性は低いことが確認されています．

❺ 病棟医への申し送りの不足

（後期） 危険性を察知できていなかったならばしかたがないと思われますが，ICU医と病棟医との間で連絡の不備はありませんでしたか？

発表者 十分な申し送りができていたかといわれれば，不十分であったといわざるを得ません．今回使用していた栄養剤は一般病棟ではほとんど用いられておらず，われわれが責任をもって病棟担当医にその特性に関して説明する必要があったと思われます．その説明の過程で高カリウム血症の危険性について気づいたかもしれません．また，腎機能の回復が不十分であることが病棟担当医と確認しあえていれば，もう少しカリウムの変化に対する注意を促すことになっただろうと考えられます．

（内科系） そうですね．申し送りのときの話し合いで高カリウム血症の危険性について気づいたかもしれませんね．申し送りの時間は十分でしたか？

発表者 いえ．別の患者さんの緊急入室が決定したせいで，この患者さんがバタバタと退室せざるを得なくなってしまい，申し送りの時間は5分程度でした．主に話した項目は重症市中肺炎と敗血症性ショックの管理についてでした．病棟に移ってからは特に話し合いの場はもちませんでした．

（麻酔系） 申し送りが不十分であると感じたら，後にでもお互いの時間があるときに患者の病態について話し合う場を設けるのがよいでしょうね．ちなみに病棟担当医はICUの診療録の記載から，この患者さんの高カリウム血症の危険性を予測できたと思われますか？

発表者 病棟担当医はわれわれが用いている臓器別のICUフォーマットの診療録記載に不慣れであった可能性があり，ICUの経過を十分に診療録から読みとれないかもしれないということに留意すべきでした．さらに転棟時にはICUサマリーがなく，これも病棟担当医からすれば患者さんの状態の把握を妨げた1つの要因であったかもしれません．

司会 ほかに話しておくべきことはないですか．ないようならまとめてみましょう．M先生，なぜ起きたかについて総括してください．

発表者 わかりました．

なぜ起きたか？ 〜まとめ

- 高カリウム血症を誘発する薬剤への注意が足りなかった．
- インスリンによる血清カリウム低下作用がインスリン減弱とともに減弱していることに気づかなかった．
- 栄養剤変更によるカリウム摂取量の増加が見落とされていた．
- 腎機能の回復が十分でないことに対する認識が不足していた．
- ICUから病棟へ申し送りが十分になされていなかった．またそれを阻害する環境因子が働いていた．
- ICU退室が金曜日であり，週末の間，病棟で同一指示が継続された．

|発表者| 以上です．

|司 会| 問題点は知識不足，認識不足，ルールの問題に分けることができそうですね．何かご意見ありますか．

|発表者| 高カリウム血症をきたしやすい状況に対する認識，知識の不足という問題点を指摘するのは簡単ですし，今この場にいる人には学習効果があったと思うのですが，院内全体に広めるにはどうしたらよいでしょうか．

|司 会| この場に出席していない若手医師のために教育の機会を設けてもよいでしょう．M先生，お願いできますか．

|発表者| わかりました．まずは今回の簡単なレポートを作成して研修医全員に配布します．

(内科系) 配るだけだと読んだかどうかわかりませんから，4〜5問のプレテスト，ポストテストを一緒に添付して，提出してもらうようにしたら漏れがないのではないですか．

|司 会| いいアイデアですね．M&Mを最大限に活かすためには，その後の改善策の立案だけでなく，改善策がきちんと守られるかどうかが重要ですから．

(麻酔系) もう1つシステムの改善として，ICUの簡単な退室サマリーを作る，それに加えて気になる点は病棟医と口頭で直接話し合う時間を設けるようにしてはどうでしょう．

|司 会| すぐに実行できるアイデアですね．ではまとめますと，以下のようになりますね．

今後 どうすべきか？　～Take Home Message～

- 高カリウム血症を誘発する薬剤をリストアップし，ICUスタッフ間で共有する．またそれらが投与されているときは高カリウム血症発症の可能性を考慮に入れておく．
- インスリン投与量変更時はカリウムを含む電解質・酸塩基平衡の変化に注意をする．
- 栄養剤変更時にはカロリー総量や蛋白質投与量だけでなく，電解質投与量も確認する．
- 急性腎傷害後の患者は腎機能の回復が十分でない可能性があることに留意する．
- 病棟担当医との申し送りの時間を十分にとる．また，臓器別ではなく問題指向型のICUサマリーを作り，ICU内での診療内容を共有する．
- M&Mレポートを作成し，院内に配布する．その際，医療者の知識として長く残るような工夫を行う．

M&Mを終えて Dr.讃井の 一言

ICU入室・退室時の申し送り

クローズドICUやセミクローズドICUのように，ICU診療にICU専門医が深く関わることによって患者の予後が改善することが示されていますが[*]，患者退室時に病棟主治医チームへの引き継ぎが徹底されないと，それまでの努力が水の泡になりかねません．病棟主治医チームへの引き継ぎは，重層的に行うことを心がけましょう．レジデント，フェロー，ナース，その他

薬剤師や臨床工学技士などの**各職種間で口頭および文書で行う**とよいと思います．さらに，患者がICUを退室し病棟で悪化していないか気にかかる場合には，積極的に病棟に診にいきましょう（**ICU後回診**）．ICU後回診は，ICU・病棟の双方のチームにとって，異文化間交流を図り，急性期医として自分が関わった患者の慢性期を伺い知ることができる良い機会です．またICU後回診は，対象患者が呼吸サポートチーム（respiratory support team：RST）や院内急変対応体制（rapid response system：RRS）と共通の場合が多いので，より効率の良い運営が可能になります[※1]．

逆にICU入室時にも前医とのコミュニケーションが不調なために，過少あるいは過剰な診療につながることもあります．ただし，患者を引き継いだら**前医の見解を鵜呑みにせずにあらためて自分の目で評価する**慎重さは，すべての医師がもつべき重要な資質と思います．新たな第三者の目が入り，思い込みや誤った判断の連鎖を未然に断ち切ることにもつながるのです[※2]．

※1：Case12（p.151）参照　　※2：Case 9（p.122）参照

＊）Pronovost, P. J. et al.：Physician staffing patterns and clinical outcomes in critically ill patients：a systematic review. JAMA, 288：2151-2162, 2002

参考文献

1）Hollander-Rodriguez, J. C. et al.：Hyperkalemia. Am Fam Physician, 73：283-290, 2006
2）Beware of Intensive Care Unit Medications that can Increase Serum Potassium and Cause Hyperkalemia. In Avoiding Common ICU Errors（Marcucci, L. et al. ed）. p.119, Lippincott Williams & Wilkins, 2006
3）Beliaev, A. M. & Smith, W.：Metoprolol-induced hyperkalaemia in chronic respiratory acidosis. N Z Med J, 120：U2620, 2007
4）Nowicki, M. & Miszczak-Kuban, J.：Nonselective Beta-adrenergic blockade augments fasting hyperkalemia in hemodialysis patients. Nephron, 91：222-227, 2002
5）Liu, A. A. et al.：Subcutaneous unfractionated heparin-induced hyperkalaemia in an elderly patient. Australas J Ageing, 28：97, 2009
6）Orlando, M. P. et al.：Heparin-induced hyperkalemia confirmed by drug rechallenge. Am J Phys Med Rehabil, 79：93-96, 2000
7）Annane, D. et al.：Incidence and prognosis of sustained arrhythmias in critically ill patients. Am J Respir Crit Care Med, 178：20-25, 2008
8）Meierhenrich, R. et al.：Incidence and prognostic impact of new-onset atrial fibrillation in patients with septic shock：a prospective observational study. Crit Care, 14：R108, 2010
9）Walkey, A. J. et al.：Incident stroke and mortality associated with new-onset atrial fibrillation in patients hospitalized with severe sepsis. JAMA, 306：2248-2254, 2011
10）Koniari, I. et al.：Pharmacologic prophylaxis for atrial fibrillation following cardiac surgery：a systematic review. J Cardiothorac Surg, 5：121, 2010
11）Devereaux, P. J. et al.：Effects of extended-release metoprolol succinate in patients undergoing non-cardiac surgery（POISE trial）：a randomised controlled trial. Lancet, 371：1839-1847, 2008
12）Khan, N. & McAlister, F. A.：Re-examining the efficacy of beta-blockers for the treatment of hypertension：a meta-analysis. CMAJ, 174：1737-1742, 2006
13）Kahn, S. R. et al.：Prevention of VTE in nonsurgical patients：Antithrombotic Therapy and Prevention of Thrombosis, 9th ed：American College of Chest Physicians Evidence-Based Clinical Practice Guidelines. Chest, 141：e195S-226S, 2012
14）Saberi, F. et al.：Prevalence, incidence, and clinical resolution of insulin resistance in critically ill patients：an observational study. JPEN J Parenter Enteral Nutr, 32：227-235, 2008
15）Groudine, S. B. & Phan, B.：Significant hyperkalemia after discontinuation of an insulin pump. J Clin Anesth, 17：630-632, 2005
16）Court, O. et al.：Clinical review：Myocardial depression in sepsis and septic shock. Crit Care, 6：500-508, 2002

M&Mケースカンファレンス～重大事例から学ぶ

栄養・腹部

Case 7
心臓外科手術後の非閉塞性腸管虚血

山下和人

■ はじめに

予定手術後にICU入室する患者さんにもさまざまな合併症が発生します．

カンファレンス参加者
- 司会 司会者（集中治療専門医）
- 発表者 プレゼンターM（後期研修医）
- 初期 初期研修医A
- 後期 後期研修医B
- 麻酔系 麻酔科系集中治療専門医C
- 外科 外科専門医D
- 放科 放射線科専門医E

Conference

症例

症例：70歳女性．弁置換術後

術式

大動脈弁狭窄症（AS）および三尖弁逆流症（TR）に対する大動脈弁置換術（AVR）および三尖弁輪形成術（TAP）

現病歴

5年前に指摘されたASを当院循環器内科にて経過観察されていた．心エコー図検査でASの進行を認め，今回手術目的に入院となった．

既往歴

高血圧（内服治療中），陳旧性心筋梗塞（PCI後），慢性腎臓病（CKD G5D，5年前から透析導入）

ICU入室後の経過

手術は特に問題なく終了し，16時にICUに入室したが，ICU入室時から代謝性アシドーシスを認め，18時からCHDFを開始した．術後フォローアップの採血では，クレアチンフォス

フォキナーゼ（CK）は415 IU/L，乳酸は25 mg/dL（正常値4〜16 mg/dL）であった．呼吸状態は安定していたので，22時に抜管し，夜間は安定して過ごした．

翌日（術後第1日）の昼から食事を開始した．CHDFを継続したがアシドーシスは改善せず，CKは403 IU/L，乳酸値も40 mg/dLと改善傾向を認めなかった．意識は清明であった．23時に持続的な腹痛を訴え，さらに詳しく問診を行うと昼ごろから軽度の腹痛が持続していたと述べた．腹痛の訴えに対して行った診察では，フォーカスがはっきりとしない圧痛を認めたが，反跳痛はなく，臥位で撮影した腹部X線写真でも異常所見を認めなかった．

術後第2日は，朝から嘔気を訴え，朝食は1割程度の摂取に留まった．しかし，腹痛は改善したと述べていた．乳酸値は32 mg/dLであった．21時頃再度腹痛の訴えがあり，その時点で採血をしたところ乳酸値は21 mg/dLであった．

術後第2日までの循環動態は安定しており，収縮期血圧は110 mmHgから130 mmHg，心拍数も90回/分前後，血管収縮薬や強心薬は必要としなかった．乳酸値が高値だったので，循環不全の可能性を考慮して，500 mLの細胞外液を2，3回ボーラス投与したが，投与によって症状や検査値の改善は認められなかった．

25時（術後第3日の1時）自覚症状は横ばいであったが，術後の改善しない腹痛や検査データの推移から非閉塞性腸管虚血（non occlusive mesenteric ischemia：NOMI）を疑い，ICUとしては密にフォローを要する状態であると評価した．2時の血液ガス分析で，アシドーシスの進行とCKの上昇を認めたため，ただちに腹部の造影CTを撮影し，当直の腹部外科の医師とともに造影CT画像をチェックしたが，明らかな腸管虚血の所見はなく，また腹膜刺激症状もなかったため経過観察の方針とした．3時頃からは血圧低下と傾眠傾向を認めた．

午前7時に消化器内科に大腸ファイバーを依頼したが，「虚血があったとしても，有意な所見を得られる可能性は低く，穿孔のリスクが高いため適応はない」というコメントであり，放射線科医が来院次第，血管造影の適応についてコンサルトする方針とした．午前10時頃には低血糖，アシドーシスの進行を認め，反跳痛も出現したため，試験開腹の適応と考え消化器外科へコンサルトし，午前11時に試験開腹が行われた．試験開腹では，トライツ靭帯から横行結腸にかけて斑状〜びまん性に色調が不良であり，そのなかにすでに全層性の壊死と考えられる分節を認めた．上腸間膜動脈の根部の拍動は比較的良好であったが，末梢の拍動は不良であった．壊死腸管（130 cm）の切除後に14時頃にICUに帰室したが，帰室後も全身状態の悪化傾向が続き，家族に説明のうえ，18時頃治療の差し控え（withhold）の方針となり，20時に死亡確認となった．

何が起きたか？

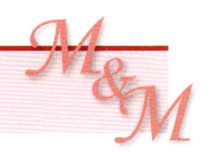

司会 では，何が起きたかを整理してみましょうか？ 追加で質問，確認などをしておきたい点もあればお聞きください．

麻酔系 担当の先生方がNOMIを強く疑いはじめたのはどの時点ですか？

|発表者| 入室日から典型的な術後経過とは少し異なるなとは思っていました．また，透析患者でNOMIのハイリスクだという認識はもっていました．自覚症状に乏しかったので，術後第2日の朝の回診では，その時点で造影CT等の検索をすることは検討しませんでした．術後第2日にはいったん腹痛が改善したとおっしゃっており，その日の夜に再度腹痛を訴えられた頃から強く疑いだしたというところです．

(後期) 私も術後第2日のICU回診でのこの患者さんのディスカッションを覚えていますが，「いつもとはやや検査値の推移が異なるね，NOMIに注意しようね」とチラッと話題にだけはなりましたが，食事も開始されているし，X線写真も問題ないし，と特に深くディスカッションしませんでした．

(初期) 術後患者さんということですが，鎮痛薬は何か使用されましたか？

|発表者| ご本人からの創部痛の訴えはほとんどなく，入室直後にフェンタニルを使用したのみで，あとは内服の鎮痛薬も注射の鎮痛薬も使用していませんでした．

|司会| なるほど．術後第2日朝の時点でNOMIの可能性が頭をよぎったスタッフが何人かいたようですが，その時点では対応について検討しなかったのですね．

(麻酔系) 心機能良好だったのですよね．

|発表者| EFは55％で特に壁運動異常もなく，収縮能は良好でした．

(後期) 術前の内服薬は？

|発表者| 典型的なものでした．主なものではアスピリン，ビソプロロール，ロスバスタチン（クレストール®），カンデサルタン，アムロジピン，ドキサゾシン（カルデナリン®）などですね．

|司会| ここで，参加してくださったみなさんと知識を共有して頭の中をクリアーにしておくという目的でNOMIについてまとめてもらいましょう．A先生（(初期)）お願いします．

(初期) NOMIは明らかな器質的な血管閉塞を伴わない腸管虚血で，低灌流や血管収縮が原因であるとされています．UpToDate®によれば，敗血症や，大動脈弁逆流症などが危険因子とされていますが，今回のように心臓外科術後患者に起こったとか，透析患者で起こったなどの報告もあるようです．一般的に知られている危険因子を表1にまとめてみました．予後についてですが，死亡率は報告によりますが，60％前後のようです[1]．症状としては，典型的なものはなく，腹痛も1/4の患者には認めないという報告もあります．腹膜刺激症状がないこと

表1　NOMIの危険因子

・50歳以上
・うっ血性心不全
・不整脈
・最近の心筋梗塞
・循環血液量減少
・低血圧
・敗血症
・心臓血管手術
・透析

文献1より引用

も多く，症状からの診断は困難です．画像検索として造影CTがありますが，**造影CTでこの疾患を完全に除外することはできません**[2]．ただし**他の疾患の鑑別や不可逆的な変化を検出するためには有用**です．**NOMIを強く疑った場合は，CT等でタイミングを逸することなく血管造影を行うべきだ**と記載されています．治療としては，NOMIに至った原疾患の治療や循環動態の改善とともに，血管造影で留置したカテーテルからパパベリン等の血管拡張薬を投与することが推奨され，腹膜刺激症状がある症例が外科的介入の適応になるとされています[3]．

| 司会 | A先生ありがとうございました．早期診断が困難で致死率も高い疾患ということですね．救命するには，困難な早期診断をどのように行っていくか，どのように治療介入していくかを考えていく必要がありますね．では，発表者のM先生，今回のケースで何が起きたかをまとめてもらえますか？

| 発表者 | はい，以下のようにまとめられると思います．

何が起きたか？ ～まとめ

NOMIの高リスクの患者が弁置換術後に，通常の経過と異なる軽度の腹痛と高乳酸血症を合併した．
・画像による診断が得られる前に広範な腸管壊死に至った．
・全身状態の悪化を食い止めることができず，死亡に至った．

| (後期) | 1つだけ確認したいのですが，確か**長時間の人工心肺もNOMIのリスクの1つ**と記憶していますが，この患者さんの場合どうだったのですか．
| 発表者 | 165分ですから長いですね．
| (放科) | もう1つ気になるのは，この症例では血管造影を行っていないので必ずしもNOMIとは言い切れないのではないかという点です．心房細動はなかったですか？
| 発表者 | ありませんでした．
| (麻酔系) | 腹部血管の動脈硬化は？
| 発表者 | CTによれば腹部血管の動脈硬化は強かったです．しかし，造影CTで上腸間膜動脈の近位部を追うことができましたし，腸管も染まっていました．
| (放科) | 確かにCT所見からすると上腸間膜動脈血栓症や塞栓症はどちらかと言えば否定的でしょう．しかし，完全には否定できない．
| (麻酔系) | 厳密にはそうです．
| (外科) | 術中に上腸間膜動脈近位部の拍動が触れるが，末梢で拍動が認められなかったり，漿膜面はそこまで色は悪くないが，腸を透かして見ると粘膜面の虚血がびまん性に進行しているように見えるといったNOMIに合致する所見がありましたので，NOMIでよいと思います．
| 司会 | D先生（外科）ありがとうございます．では診断はNOMIであったということにして話を進めましょう．

なぜ起きたか？ 今後どのようにすべきか？

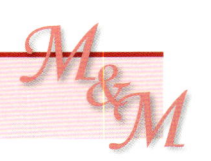

司会 ではなぜこのようなことが起こったか話し合ってみましょう．

❶ 典型的でない術後経過の患者さんへの対応

(後期) M先生が順調な術後経過でないとおっしゃっておられましたが，順調な経過とはどのような感じですか？

発表者 当院のICUでの心臓外科術後患者さんはだいたい術後第2日（ICU入室3日目）頃にはICUを安全に退室できる程度に回復していることが多いです．当日の夜か翌日朝頃までに抜管して，検査値の異常も術後第2日までにはおおむね改善傾向を示し，食事摂取も可能で，軽度の創部痛以外それほど訴えがないというのが順調な経過だと認識しています．透析の患者さんや緊急手術などで術前の全身状態が良好でない患者さんの場合に，経過が長くなることは当然あります．透析患者さんの場合，当日夜か翌日朝からCHDFを開始しますが，最初は除水をほとんど行いません．術後第1日の午後か夕方頃に除水を開始して，術後第3日頃に2,3 kgの体重増加を残してICUを退室することが多いと思います．

(麻酔系) 確認していなかったのですが，CHDFの除水はどのようになっていましたか？

発表者 この患者さんは乳酸値が正常化していなかったことと酸素化に余裕があったことから，術後第1日の時点では除水開始の時期は遅めにしようと考えていましたので，この日は除水は行いませんでした．術後第2日の朝から50 mL/時のスピードで除水を開始しましたが，夜に再度の腹痛の訴えがあったので，その時点で除水をやめました．術後の合計除水量は600 mL程度だったと思います．

❷ 回診で見逃されたのはなぜか？

司会 術後第2日の朝の回診で，疾患名は話題に上ったのに深いディスカッションに至らなかったのはなぜでしょう？

発表者 NOMIの症状に対する認識が甘かったというのが一番大きいのではないかと思います．乳酸の高値も続いていましたし，食事が開始されていたといっても摂取量は1割で，嘔気もありました．しかし，腹痛は改善していました．乳酸値が高いといっても比較的よく見る範囲の上昇でしたし，横ばいでしたし，腹痛が改善しているという情報に引っ張られたのだと思います．どういう状況になったら次の検査を検討しようとか，検査値が改善しない状況はあとどれくらい様子をみるのか，原因検索としてどのような検査が可能かなど，その後に起こりうる経過をイメージして腹痛に関して具体的な方針の検討を全く行わなかったことと，NOMIの症状や治療法の知識の確認を含めてディスカッションをしなかったことは反省点です．

(麻酔系) これはこの患者さんだけのことではないですし，システムの問題の側面も多少あるのではないかと思いますが，**毎日の回診のなかで，より重症な患者さんのディスカッションに時間を**

とられてしまい，回診の後半の患者さんのディスカッションが不十分になったり，あるいは回診中に患者入室や退室があったりして，十分に評価や治療方針のディスカッションができない患者さんが発生したりすることもありますよね．その日の回診は全体としてどんな感じだったのですか？

|発表者| 回診全体の様子ですか？ 回診中に新規のICU入室は確かいなかったと思います．全体として普通の時間に回診は終わったと思いますし，ICUにそのときいらっしゃる患者さんのなかでは，この患者さんの重症度は軽〜中等度かなと思った記憶があります．

|外 科| ICUに入室して術後24時間以上も乳酸値の高値が持続していたのですよね．やっぱり術後第2日の朝の時点でなんらかの対応をしていなかったのが良くなかったのではないですか？

|発表者| はい．振り返って見ればおっしゃるとおりだと思います．しかし，この程度の乳酸値の高値は心外術後早期にしばしば経験するのも事実です．

|外 科| しかし現実に腹痛に対する評価は甘かったよね．

|発表者| 確かに腹痛に対する感度は足りなかったですね．すいません．

|司 会| D先生，このカンファレンスは，個人を糾弾するは場ではありませんので，ご協力お願いします．

|外 科| そうですね，すいません．

|麻酔系| 複数の目で評価することで小さな違和感を早期に発見することは，回診の重要な目的の1つですよね．回診に参加している人は経験の多寡にかかわらず，違和感や不安な点があれば共有して解決するようにしっかり努めることが大切ではないでしょうか？

|司 会| そうですね．確かにすべての患者さんに同じ濃さというか均一なエネルギーで回診を行うことは困難ですが，十分に評価がなされない場面もありますね．直接的に重大な結果につながらないことも多いので見逃されがちですが，「**通常の経過と違う，何となくおかしい」と違和感を感じたときには無視せずに複数のスタッフで評価して，もれをなくす**ことは大切ですね．ナースに指摘されて気づくこともあります．

❸ 疑ってすぐに血管造影をしなかったのはなぜか？

|司 会| 深夜になってからNOMIの可能性を考慮した検索を開始したようですが，ただちに血管造影を依頼しなかったのはなぜでしょうか？

|発表者| 私は術後経過を知っていたので，夜中に造影CTを撮影しようと考えた時点でNOMIの可能性が最も高いと考えていました．乳酸値やCK値の持続的な軽度の異常，完全に順調とはいえない術後経過と反跳痛のない持続する腹部症状などの客観的な所見を総合すると，放射線科の先生を夜中に呼び出して緊急の血管造影をお願いするには，やや説得力が不足するような気がしたのだと思います．日中に検査を進めていなかったので後手にまわってしまったことや，術後経過の評価は循環動態や検査値のみでなく，顔色や表情といった主観的な評価も加わっていて，NOMIを疑っている理由を他科の先生方に説明するのが困難だったということも私の判断に影響していると思います．A先生にまとめてもらったなかで述べられていた

ように腹部造影CTでNOMIを除外することはできないのですが，そのときは造影CTで異常所見があるはずと思っていましたし，造影CTで所見を得られなかったことが，血管造影を朝まで待てるのではないかという判断につながってしまった気がします．

司会 放射線科のE先生，このような経過で血管造影の依頼があったら，どういう判断をされますか？

放科 主治医の先生との話し合いによりますが，疾患によっては深夜でも血管造影を行います．ただ，今回のケースでは腹部の情報が少ないのでやはり血管造影の前に造影CTを撮影していただくようお願いしたのではないでしょうか．「検査値異常と持続する腹痛があるので血管造影の適応がありますか」とコンサルトを受けても，血管造影にもリスクがありますから，すぐに血管造影を行うという判断を行いにくいですね．

外科 はっきりとした症状や検査所見が乏しいのがNOMIの特徴ですよね．所見が乏しいことが疾患の特徴であるような状態でどのように治療方針を立てていくかについて話し合ってあらかじめシミュレーションしておく必要がありそうですね．

NOMIの死亡率が高いのは早期診断が困難で，治療が決定された段階ですでに不可逆的な状態になっていることも一因とされています[1]．

後ろ向きに今回のケースを検討しても，術後第3日の午前3時頃から意識状態が悪化しており，全身に悪影響を及ぼしはじめていることを考えれば，術後第2日の日勤帯か遅くとも造影CTを撮影した術後第2日の深夜くらいのタイミングまでに血管造影を行うことが救命のために必須であると思います．ところが，実際に撮影された造影CTで有意な所見に乏しいことからわかるようにそのタイミングまでに画像的な所見を得ることは難しいのです．NOMIにおける造影CT所見から考えても（**表2**）[4]，造影CTを撮影してNOMIの評価は困難なことがわかります．

放科 そうですね．確かに，造影CTを撮影したが有意な所見がなかったという情報は血管造影を遅らせる理由にこそなれ，血管造影を急ぐ理由にはならないですね．

司会 本症例ではタイミングを逃してしまい，血管造影を行うことができませんでした．血管造影が遅くなった理由としては，**はっきりした所見に乏しいことがNOMIの特徴である**という知識不足があったのだと思います．今回の経過のように，**例えば腹膜刺激症状のような明確な症状が出現したタイミングではすでに遅すぎる可能性がある**ということを認識しておく必要がありそうですね．

表2 NOMIのCT所見

腸管壁	変化なしor再灌流に伴って肥厚
単純CTでの腸管壁の減衰	特徴的でない
造影CTでの腸管壁の増強	分布の不均一性を伴う減弱，消失
腸管拡張	明らかでない
腸間膜の脈管	欠損なし，動脈収縮
腸間膜	腸間膜梗塞が起こらなければもやもやしていない

文献4より引用

❹ 試験開腹術の適応

司会 今回は深夜に造影CTを撮影し，当直の外科の先生に一緒に造影CTを見てもらうとともに腹部の診察をしてもらいました．その時点では腹膜刺激症状もなく外科的介入，つまり試験開腹術の適応はないと判断されました．結局そのまま朝までの5時間程度は経過観察という方針になったのですが，ほかに良い方法はなかったでしょうか？

発表者 治療終了後に外科の先生とも話したのですが，やはりNOMIを疑っていたのであれば，血管造影を急ぐべきであったのだと思います．当直の私だけでは緊急の血管造影を強く放射線科の先生にお願いするのをためらいましたが，外科の先生や消化器内科の先生とも相談して，放射線科の先生に来ていただいて血管造影をお願いすればよかったと思います．患者さんの重症度に対する認識も甘かったという点も問題だったと思います．非常に悪い状態であることを外科の先生やその時点で相談できた他の当直の先生にお伝えできていれば，ディスカッションのなかで深夜に血管造影を行うことをもっと検討できていたかもしれません．

外科の先生と試験開腹術の適応についても検討してみたのですが，確かに診断が遅れれば救命が困難なNOMIを疑っている状況で，試験開腹をして所見がなければ患者さんにとって良いことであるのは事実です．しかし単回の試験開腹で所見がなくても，その後腸管壊死が進行し救命できなかった報告[5]もありますし，完全に壊死した腸管が存在すればもう少し明瞭な症状や画像的な変化があらわれるのが一般的でしょうから，やはり開腹という侵襲的な処置を行うにあたっては，できれば根拠になるような所見がほしいと言われました．

(麻酔系) **コンサルトのときの重篤感，緊急性を上手に伝えることは大事ですね．**画像を一緒に見てくださいとか腹部の診察をお願いしますだけでは，重篤感がうまく伝わっていなかったかもしれませんね．

❺ 早期の治療介入の方法

(外科) 集中治療部の医師は重症患者の全身管理の専門家ですが，やはり腹部に限った診察・治療に関しては消化器内科や消化器外科のような腹部を中心に診療している専門家の先生方の方が，より綿密な評価というか治療方針の決定ができるのではないかと思います．画像所見や腹部所見が乏しい状態であっても，例えば消化器内科，腹部外科，集中治療部，放射線科などの複数の診療科間で，NOMIの疑いがある程度高いというような合意が得られた場合に，当然患者さんにも十分なリスクの説明をしたうえで，血管造影や他の侵襲的な治療手段が行えるような体制をつくっていく必要がありますね．

(放科) 確かにNOMIの疾患概念は知っていましたが，今回の症例のように画像所見や腹部所見が出現してからのきわめて急速な全身状態の悪化についての認識はもっていなかったような気がします．NOMIを疑っているという情報のみではっきりとした画像所見が存在しなくても，血管造影が必要である症例についての注意喚起を放射線科内でしておこうと思います．あと，もっと呼びやすい体制づくりというか，ホットライン的な番号も作っておいた方がよいでしょうか．

司会 E先生ありがとうございます．診療科間の協力体制は確かに重要な点ですね．プロトコール

を作るなどの踏み込んだ議論をするのには今日の時間だけでは不十分と思いますが，当院の地域での役割を考えても夜間であっても各科が協力して治療を提供できる体制を作ることは必須だと思います．

ICU医師の全身状態や経過の評価と腹部の専門医師の腹部所見の評価を総合して，他の所見に乏しくても血管造影をお願いする場合があるんだという共通認識を院内で共有できれば，ありがたいと思います．

今日のM＆Mで明らかになったNOMIの診断や治療における問題点をまとめて，後日ICUから各科の先生方にご相談させていただこうと思います．

時間もせまってきたので，なぜ起きたか問題点をまとめましょう．M先生お願いします．

発表者 はい．なぜ起きたかですが，

なぜ起きたか？　〜まとめ

- NOMIという疾患を念頭に置いた対応が遅れた．
  - NOMIという疾患に対する認識が不足していた
  - 回診時や日中に増悪した場合の介入方針について検討しなかった
- NOMIを強く疑いはじめた後も，知識と経験の不足，夜間であること，コール体制など複数の障害により早朝治療介入ができなかった．

発表者 以上が指摘できるのではないかと思います．

司会 知識の不足と判断の誤りが今回の症例で大きく影響していると思います．しかし，普段から呼びにくい体制になっていると，特に若い人は他科の，しかも上級医は呼びにくい．呼びやすい体制を作ることも必要です．そして，もし**他科とのコミュニケーションがうまくいかない場合には自分1人でかかえこまずに，自科の上級医を引きずりこむ**という作戦も有効なのでぜひ覚えておいてください．上級医はそういうときのためにいるのですから．議論のなかで，自分がもっている危機感の伝え方というかコミュニケーションの影響も指摘されました．

（麻酔系） 早期判断が難しいということになれば，当然予防法を検討して然るべきですよね．少し調べてみます．

司会 ぜひお願いします．今後どうすべきかについてですが，

今後 どうすべきか？　〜Take Home Message〜

- 違和感を感じたら解決する努力を惜しまない．
- NOMIの治療における早期診断・早期介入の重要性を再認識する．
- NOMI診療プロトコールの作成を行う．
- 自科，他科の夜間のコール体制の改善を行い，より呼びやすい環境を作る．
- NOMIの予防法として何かできることはないか検討する．

司会 ことがあげられると思います．今日はお忙しいなかありがとうございました．

後日談

M&Mで話し合ったことをもとに，ICU内でNOMIの診断，治療についての勉強会が行われ，当院でNOMIを疑った際におけるICUの対応のアルゴリズムを作成した（図）．

NOMI（非閉塞性腸管虚血）を疑った場合の対応アルゴリズム案
20XX年X月X日 集中治療部

- NOMIは早期発見が困難で，致死率の高い疾患群です
- 全身状態の悪い患者さんに，原因不明の腹痛，検査値異常の持続がある場合，NOMIの可能性を考慮しましょう
- 早期の診断確定，早期治療のためには，関係各科の協力が必須です

NOMIを疑った場合のアルゴリズム

腹膜刺激症状
- なし → 血管造影（全身状態に応じて） → 綿密な経過観察 / 試験開腹
- あり → 試験開腹術

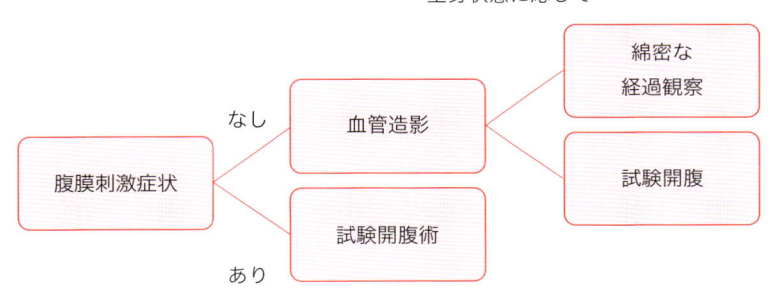

NOMI診療における注意点
1. NOMIは致死率の高い疾患であり，疑った場合には速やかに診断確定をめざす
2. 造影CTではNOMIを否定することはできないが，時間的な余裕があれば撮影する
3. 救命の可能性が最も高い方法は血管造影であり，外科・内科に一報を入れつつ，放射線科をコールして早期の血管造影をめざす

NOMIについてのM&Mの資料をご希望のかたはICUまでご連絡ください。
ICU M PHS XXXX

図　NOMIを疑った場合の対応アルゴリズム案

M&Mを終えて Dr.讃井の一言

M&Mを根付かせるには

　読者のみなさんのなかに，M&Mカンファレンスを自施設でこれから始めたいと思っている方はいらっしゃいませんか．大きく分けるとM&Mを根付かせる方法には2つあると思います．1つは病院の医療安全部門が定期的に主催する体制を作る，あるいは重大事象に対する事例検討会がすでにあればそれにM&Mの思想を移植する方法で，病院側からトップダウン方式で始める場合です．このような形のM&Mを根付かせるためには，病院長や医療安全部門長レベルの理解と熱意が重要なのは明らかですよね．

　では，理解と熱意のあるトップがいない場合はどうしたらよいでしょうか．まずは自分のよく知る同僚内で始めて，診療科や部門内，同職種内でM&Mの定着を目指すとよいと思います．つまり自分で主導し，自分の科のトップの理解を得ることから始めるというボトムアップ方式です．自分の科のトップの説得なら病院長を説得するのに比べて容易ですし，M&Mの理念を話せば反対する上司はまずいないでしょう．これがM&Mを根付かせる2つめの方法です．

　M&Mを定着させる過程でおそらく最も大切なことは，**定期的に行うことで習慣にしてしまうこと**です[※1]．習慣化すると楽に行える，という人間の習性を利用するのですね．そのなかで，テーマに応じて他科，他部門のスタッフを呼んで参加してもらいます．これを地道に続けることで他部門のスタッフのなかにM&Mをやってみたい，と思う人が現れることがあります．これが飛び火すれば，他科でM&Mが開かれそれに呼ばれたり，病院トップが目を付けて病院としてやってみよう，と展開することがあるかもしれません．

　最初から医局や病院という大きな括りのM&Mを目指すと，徒労に終わることもあるので，**「医療者教育型のM&Mを勉強ツールとして利用する」と割り切って**[※2]，**自分のコントロールできる範囲で始めて，習慣化して根付かせる**だけで構わないと思います．少しの情熱と少しの行動力が必要ですが，最良の勉強材料である重大事象を振り返らないのは，単純にもったいないですよね．

※1：Column（p.112）参照　　※2：「総論：M&Mとは何か？②医療者教育型と医療安全型」（p.13）参照

参考文献

1) Brandt, L. J. & Boley, S. J.：AGA technical review on intestinal ischemia. American Gastrointestinal Association. Gastroenterology, 118：954-968, 2000
2) Trompeter, M. et al.：Non-occlusive mesenteric ischemia：etiology, diagnosis, and interventional therapy. Eur Radiol, 12：1179-1187, 2002
3) acute mesenteric ischemia, UpToDate　http://www.uptodate.com/contents/acute-mesenteric-ischemia.
4) Furukawa, A. et al.：CT diagnosis of acute mesenteric ischemia from various causes. AJR Am J Roentgenol, 192：408-416, 2009
5) 澤田　健 ほか：試験開腹でも早期診断できなかった非閉塞性腸管虚血症の一例．日集中医誌，14：71-75, 2007

M&Mケースカンファレンス～重大事例から学ぶ　　栄養・腹部

Case 8
経肛門減圧チューブによる大腸穿孔
～院内M&Mデータベースの検討

中須昭雄，八幡浩信

■ はじめに

当院（沖縄県立中部病院）では，開院当初より外科を中心にpeer reviewが恒常的に行われ，2003年からは月に1～2回，現行の形でM&Mカンファレンスを行い，そのすべての症例をデータベースに保存しています[1].（詳細はp.112 Column参照）

通常のM&Mカンファレンスは，1例1例ずつ症例検討をしていきますが，今回，大腸閉塞に対して経肛門減圧チューブを挿入し，待機的手術を行う間にチューブによる機械的大腸穿孔により緊急手術となった症例がM&Mカンファレンスにて複数例呈示されたため，実際挿入手技を行う消化器内科の医師も交えて合同カンファレンスを行い，穿孔の原因，改善すべき点，今後の当院での方針などを検討しました．

カンファレンス参加者

司 会	司会者（M&M担当外科指導医）	発表者	プレゼンターM（後期研修医）
初 期	初期研修医A（外科ローテーション中）	後 期	後期研修医B（一般外科志望）
心外科	心臓血管外科専門医C	外 科	一般外科専門医D	消内科	消化器内科専門医E

Conference

症 例

当院のM&Mデータベースをもとに，経肛門減圧チューブを導入した2000年から2012年までに，閉塞性大腸原発癌による大腸閉塞で当院を受診した患者で，経肛門減圧チューブを挿入した67症例（重複を含む）を検討した．

挿入目的
97％が手術前の腸管の減圧および洗浄目的．

経肛門減圧チューブの挿入成功
90％．

減圧に成功

89％．
経肛門減圧チューブの挿入に失敗した症例や減圧が不可能であった症例は緊急手術となっている．

留置期間

1日から50日．
ここ数年は平均4.8日．

合併症

9％（6例）．
すべてが経肛門減圧チューブによる大腸穿孔．

年齢，ステージ，病変部

図1～3．

何が起きたか？

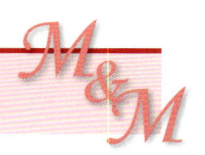

司会 いつものM&Mカンファレンスでは，1例1例について症例検討を行い討論しますが，今回はこの12年間でM&Mで検討した経肛門減圧チューブによる大腸穿孔の事例を集計したうえで，何が問題だったのかを消化器内科の先生にもカンファレンスに加わっていただいて議論し，当院における治療方針を決めることができたら，ということでカンファレンスを行いたいと思います．今回のM&Mで，今後二度とこのような合併症を作ることがないよう，活発な議論，意見をいただき，今後につなげていけたらと思っています．ではまず何が起きたのか整理してみましょう．M先生（**発表者**）お願いします．M先生は今回症例の集計とまとめをしてくださいました．

発表者 当院が経肛門減圧チューブを導入した2000年から2012年までの12年間で，閉塞性大腸癌患者61例に対して準緊急で挿入処置を67回施行し，経肛門減圧チューブが原因で穿孔を起こしたのは6例でした．いずれの症例も穿孔が判明した当日に緊急手術を行っております．残念ながら1例が死亡しています．

司会 穿孔の原因について何か特徴はありましたか？

発表者 **原因は①内視鏡操作による穿孔，②チューブ先端の位置不良による穿孔，③バルーンによる圧迫穿孔**，に分けられました．

司会 何か質問，確認しておきたいことはありますか？

（後期） 経肛門減圧チューブ留置による合併症の割合について，その他の施設と比べて当院での成績はどうでしょうか？

図1 患者の年齢構成

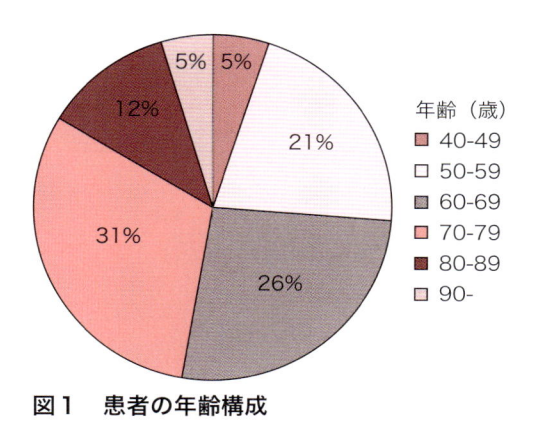

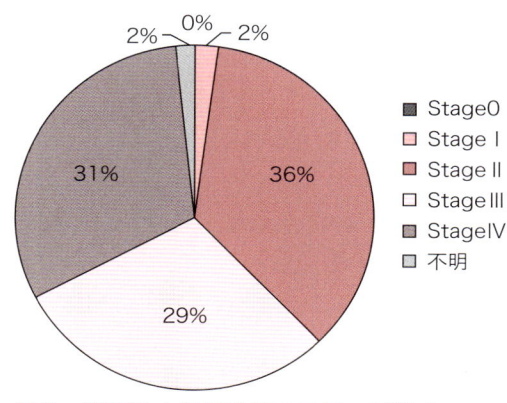

年齢（歳）
- 40-49
- 50-59
- 60-69
- 70-79
- 80-89
- 90-

図2 閉塞性大腸原発癌のステージ構成

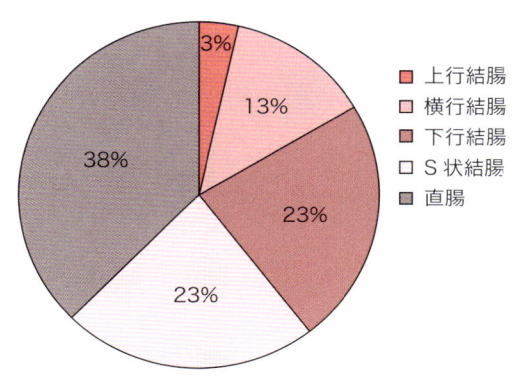

- Stage0
- Stage I
- Stage II
- Stage III
- StageIV
- 不明

図3 病変部の構成

- 上行結腸
- 横行結腸
- 下行結腸
- S状結腸
- 直腸

発表者 表をご覧ください．減圧成功率，穿孔を含む合併症の割合ともに特に他院と大きな違いはないと思われます．

（初期） 経肛門減圧チューブはどのような症例で適応となるのでしょうか？また，メリットとデメリットを教えてください．

発表者 経肛門減圧チューブにはいくつかありますが，当院ではデニス™ コロレクタル チューブを使用しています（図4）．添付文書には，「留置は2週間以内を目安とし，2週間以上使用するときは新しいものと交換すること．留置中に硬化することがあり，硬化は留置後約1週間から始まる」と記載があります．**先端が1週間で硬化する材質である**ということを頭に入れておかなければなりません．適応は経鼻胃管による減圧が困難な左側閉塞性大腸癌で，メリットとしては腸管内減圧効果が大きいこと，待機的に一期的手術が可能なこと，チューブからの造影で口側腸管の情報が得やすいこと，経鼻胃管挿入時のような苦痛がないことがあります．一方デメリットとして腫瘍の位置や形状で挿入が困難な症例があり，またガイドワイヤー挿入時の腸管穿孔と出血や，挿入後のバルーンによる腸管圧迫による潰瘍形成などがあります[7]．チューブ挿入の手技は消化器内科によって行われますが，透視画像を見ながらガイドワイヤーを使って挿入します．チューブ挿入後は連日生理食塩水による洗浄と減圧を行いま

表 他院と当院における経肛門減圧チューブ留置の成績比較

著者	症例数	留置成功率	減圧成功率	合併症	死亡例
大東ら (2003)[2]	23	21 (91%)	21 (100%)	8 (38%) 潰瘍	0
田中ら (2005)[3]	69	63 (91%)	63 (100%)	5 (8%) 穿孔	0
久留宮ら (2005)[4]	75	63 (84%)	59 (93%)	14 (22%) 穿孔，潰瘍	0
小林ら (2006)[5]	53	43 (81%)	46 (88%)	4 (9%) 穿孔，腹痛	0
Fischer et al (2008)[6]	51	43 (84%)	37 (86%)	記載なし	0
自験例	61	55 (90%)	49 (89%)	6 (11%) 穿孔	1

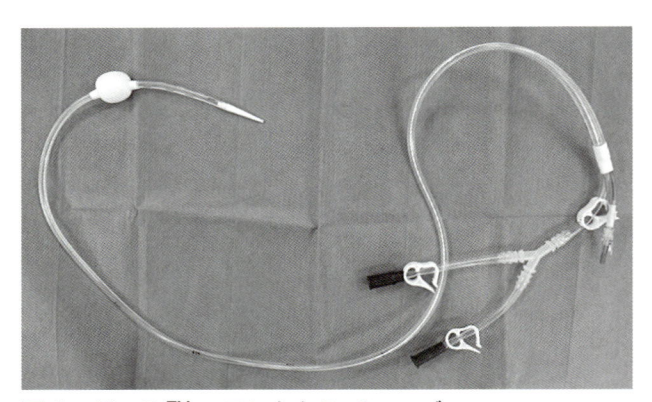

図4 デニス™ コロレクタル チューブ

す．洗浄する回数などはどのくらいの便が残存しているかなどの条件によって症例ごとに違いますが，洗浄後の便の性状やX線所見などで判断します．

司会 わかりやすい説明ありがとうございます．それでは，M先生何が起きたのかまとめてもらえますか？

発表者 はい．本日話し合うべき出来事としては，以下のようにまとめられると思います．

何が起きたか？ 〜まとめ

閉塞性大腸癌の患者に対して，緊急で経肛門減圧チューブを挿入した61症例，67施行のうち，
- 6例で大腸穿孔を合併した．
- いずれも同日緊急手術となり，そのうち1例が死亡した．
- 原因は①内視鏡操作による穿孔，②チューブ先端の位置不良による穿孔，③バルーンによる圧迫穿孔，の3つに分けられた．

なぜ起きたか？ 今後どのようにすべきか？

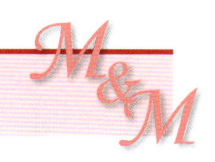

司会 では，なぜこのような合併症を起こしたのかを検討していきましょう．実際に挿入手技を行う消化器内科の先生からも活発なご意見をお願いします．

❶ 穿孔原因からの検討

司会 それではまず，穿孔原因から検討していきましょう．穿孔原因①，②，③について，それぞれ何例でしたか？

発表者 ①が2例，②が3例，③が1例となっています．

■原因①内視鏡操作による穿孔

発表者 ①については手技同日に穿孔が判明し，緊急手術となっています．内視鏡所見および手術所見から，1例は内視鏡操作に伴う穿孔，もう1例はガイドワイヤーによる穿孔と考えられます．

司会 消化器内科の先生，何かコメントありますか？

(消内科) この2例は，それぞれ閉塞を横行結腸および上行結腸に認めており，厳密な経肛門減圧チューブ挿入の基準からは外れています．

(心外科) ではなぜ挿入したのですか？

(消内科) チューブ挿入の適応をどこの病変までとするかは未だ議論の分かれるところです．当院では横行結腸病変も適応としてきました．上行結腸閉塞の症例では，患者が抗血小板薬を服用しており，手術による出血のリスクを考慮して，まずは経肛門減圧チューブの挿入を試みるという判断でした．

(心外科) 実際の挿入手技はどうでしたか？

(消内科) 2例とも閉塞が強く，結局ガイドワイヤーも通過せずチューブは挿入できませんでした．

(心外科) 無理やり挿入しようとして腸を傷つけた可能性があるということですか？

(消内科) もちろんそういうことには十分注意をして手技を行いましたが，結果的にはそうなってしまったかもしれません．

(心外科) やはり**左側以外の症例には経肛門減圧チューブは挿入してはいけない**ということではないでしょうか．

(消内科) そういうことになると思います．

司会 このことについてはまた最後にまとめましょう．①の原因については，いずれも閉塞によって拡張し，壁が薄く脆弱な状態の大腸に無理な内視鏡操作を加えたことにより内視鏡自体，あるいはガイドワイヤーで穿孔を起こしたと考えられます．

■原因②チューブ先端の位置不良による穿孔

司会 では，次に原因②についてみてみましょう．

心外科 その3例の病変部位を教えてください．

発表者 直腸S状部（Rs）が1例，下部直腸（Rb）が2例です．

心外科 いずれも比較的肛門から近い病変ですね．デニス™ コロレクタル チューブは先端が"鋭"なので，留置後は頻回のX線による位置確認と早期の手術が必要になると思いますが，確認はしていましたか？また穿孔するまでの留置期間はどうでしたか？

発表者 正直毎日の確認は怠っていました．これは反省点です．留置直後のX線で位置はよかったので大丈夫であろうという思い込みがありました．留置期間についてはそれぞれ6日，15日，7日でした．早く手術にもっていくよう努力をしていましたが，他の予定手術との兼ね合いや，休日を挟んでしまい，遅くなってしまいました．

心外科 休日であろうと，他の予定手術があろうと，これは緊急の病態であり準緊急の病態なんだ，という認識が低かったのではないでしょうか？

発表者 そう言われてしまえばそうなります．われわれの認識が甘かったです．

外科 C先生（**心外科**）のご指摘通り，この3例はチューブの先端がS状結腸のたわんだ部位に当たったことによって穿孔を起こしていました．もちろん挿入直後はチューブの先端は下行結腸にあり，バルーンを膨らましていますが，腸は蠕動運動をしますので先端は徐々に移動します．しかも前出の取扱説明書にあった通り，チューブの先端は約1週間で硬化します．さらに危険が増しますので，実際に診療する医師はそのことを常に頭に入れておかなければなりません．

司会 繰り返しX線で位置を確認することは重要です．さらに挿入後は可及的速やかに手術へもっていくことが大事ということです．

初期 具体的に留置後何日で手術するのがいいのでしょうか？

発表者 最近の留置平均日数は4.8日です．穿孔した6例のうち，原因①を除いた4例の留置平均日数は8.25日（5日〜15日）とやはり長くなっています．手術室の混み具合，もともとの予定手術や休日を挟む，などさまざまな条件はあるでしょうが，最低でも7日以内，理想的には**チューブ先端の硬化が起こる前の5日以内に手術を行う**ことが必要だと思います．

司会 わかりました．こちらも後ほどまとめることとしましょう．

■原因③バルーンによる圧迫穿孔

司会 では，原因③についてはどうでしょうか？

発表者 こちらの病変部位はRsであり，留置期間は5日間です．穿孔はバルーンの圧迫による大腸壁の虚血が原因と思われます．この方はもともと多発肝転移も認め，ADLもベッド上であり，他院で化学療法もできないといわれた方でした．近日中に人工肛門造設術を予定していた矢先でした．バルーン内の蒸留水は規定量でしたが，5日間同じ部位をバルーンにより圧迫し続けたことによる穿孔と考えています．

| 司会 | やはり留置後可及的速やかに手術を行うことが重要ということでしょうか．それぞれの症例の術後の経過はどうだったのでしょうか？
| 発表者 | 以前のM&Mで出ましたので皆さんご存知とは思いますが，やはり合併症は多くなります．それとともに平均在院日数も長くなります．死亡を1例に認めていますが，もともと多発肝転移を認めており化学療法も行えないようなADLの方でしたので，大腸穿孔によって亡くなった，というよりは癌の進行によって亡くなったといえるかと思います．
| 司会 | わかりました．今回の大腸穿孔について，原因から検討していくと，臨床上のさまざまな問題点が浮かび上がってきました．反省点も多々あることがわかりました．最後にまとめとして当院の治療方針について話し合いたいと思います．

❷ 外科医と内科医の連携

| 司会 | 特に原因①については，実際に挿入した内科医と，結果的に手術をすることになった外科医の間の情報の共有はどうだったのでしょうか？
| 発表者 | その点も問題だと思います．特に上行結腸閉塞の症例については，内科医から外科医へ穿孔を起こすまで何も連絡がなかった．つまり外科医は「穿孔を起こした，手術をお願いします」というコンサルトがくるまでその患者のことを全く知らなかったのです．
| (消内科) | この患者は他院から直接内科へ紹介のあった患者で，Stage Ⅳで予後も良くないことがわかっていたため手術になる可能性はきわめて低いと考え，外科の先生には相談していませんでした．これは原因③の患者も同様です．
| (外科) | 右側大腸閉塞に対して経肛門減圧チューブの挿入をトライするという，経肛門減圧チューブ挿入の原則から外れた治療を行うわけですから，一言でもこういう患者がいるという情報をいただければ，即手術という選択肢もあがっていたかもしれません．人工肛門を造設するだけであれば患者への負担はそんなに大きいわけではありませんから．特に原因②の患者については，われわれ外科医から見れば即手術で人工肛門を造設する症例です．一言でも相談していただければ合併症を作らずにすんだ可能性が高いと思われます．
| (消内科) | そうですね．配慮が足りませんでした．
| 司会 | コミュニケーションエラーは比較的対応がとりやすい問題です．今回のような事例だけではなく，すべての症例において外科と内科との情報の共有が大切と思います．

❸ その他の治療方法

| 司会 | 経肛門減圧チューブは，閉塞性大腸癌の患者にとってさまざまなメリットをもたらす一方で，使用方法を誤ると重大な合併症につながるということがわかりました．では，次は少し視点を変えてその他の治療法はなかったのかという点から議論したいと思います．閉塞性大腸癌患者に対して経肛門減圧チューブがなかった時代はどのような治療をしていたのでしょうか？

■ **緊急手術**

発表者 手術です．一番の目的は大腸穿孔の防止ですから全例緊急手術でした．手術には一期的手術と二期的手術があります．一期的手術は文字通り通常の大腸癌切除・吻合を行います．わかりやすく言えば1回で手術を終わらせてしまう．二期的手術は，人工肛門を造設後に時間をおいて病巣切除・吻合・人工肛門閉鎖を行うか，ハルトマン手術を行い時間をおいてから人工肛門閉鎖・吻合を行うかのどちらかになります．当院では，特に左側結腸閉塞症例においてはほとんどが二期的手術を行ってきました．

(初期) 左側閉塞性結腸・直腸癌で，一期的手術はダメなのでしょうか？

発表者 準緊急的に術中に閉塞部腸管の洗浄後，一期的に切除吻合を行う方法でも，合併症が少なくかつ根治手術可能という報告もありますが[8]，やはりできれば避けたい，というのが外科医の本音ではないでしょうか．緊急手術では，癌の手術において重要であり目的でもあるリンパ節郭清が不十分になることも多いですし，吻合不全や創部感染などの合併症を起こしやすい．そのため当院では，そういった症例に対しては基本的に二期的手術を行う方針としています[9, 10]．これは確実な郭清を行いたいのと，合併症を少しでも減らしたいからです．しかし一時的にでも人工肛門ができるというのは患者にとっては精神的にも苦痛になりますし，できれば一期的に済ませてしまいたい．そういう意味で経肛門減圧チューブは一期的に手術を行うことができるので有用なわけです．

(初期) なるほど．では右側結腸閉塞ではどうなのでしょうか？ 左側に比べれば汚染度は低いので緊急手術でも一期的手術も可能のような気がしますが．

(外科) 通常右側大腸癌は，大腸の径が大きいため完全閉塞することは稀です．右側結腸完全閉塞という病態事態が少ない，また閉塞していても経鼻胃管チューブで減圧することが可能なことが多い，ということは知っていてください．しかし右側大腸癌でも手術せざるを得ないときは，一期的にするか二期的にするか，適応を考えなくてはなりません．

(初期) 勉強になりました．ありがとうございます．

司会 閉塞性大腸癌，特に左側大腸病変の治療戦略については，まずは経肛門減圧チューブを挿入し，待機的手術にもっていくことが大前提で，当院でも基本的にはこの方針ですが，症例によっては即手術を行うこともある．しかしその場合，どういう手術を選択するかは慎重に考慮しなければならない，ということですね．よくわかりました．では，ほかに何か別の治療法はありますか？

■ **大腸ステント**

発表者 最近は大腸ステントが注目されています．2012年の1月に日本でも保険が認められました．

司会 大腸ステントについて教えてください．

発表者 大腸ステントは，経肛門減圧チューブと同じように手術へいくまでの橋渡しとして使用する場合と，手術不能の大腸癌に対する閉塞などの解除目的，つまり姑息的治療として使用する場合の2通りがあります．欧米を中心に普及し多くの報告がされています．経肛門減圧チューブと大腸ステントを比較した報告は見つけられませんでしたが，大腸ステントと緊急外科的

手術を比較した報告では[11〜13]，大腸ステントの方が人工肛門造設率が低く，一期的に吻合できる率も高く，またコストがより少なく，入院期間が短く合併症も少なかったとされています．ただし大腸ステント群と緊急手術群とで長期予後には差がありませんでした．

司会 合併症についてはどうなのでしょうか？

発表者 ステントの移動，閉塞，大腸穿孔，テネスムスなどの合併症があります．いずれも長期間留置すると多くなる傾向があるため，挿入後は外科的手術を速やかに行うことが重要ということです[14]．

司会 今後，当院でも積極的に導入を検討する必要があります．しかし，大腸ステントはコストがかかります．治療法の選択については今後もディスカッションを継続する必要があると思います．

発表者 経肛門減圧チューブと比べると，患者にとっては通常通り便が出るため，洗腸時に周りに臭いなどで気を使う必要がなく，精神的負担は明らかに減るでしょう．また，挿入後の取り扱いの煩雑さが少ないため，研修医には喜ばれるでしょう（笑）．場合によってはいったん退院して通常の術前検査を行うことが可能です．

(後期) 何時間もかけてやっていた洗腸が必要なくなるのですね．それは夢のようです（笑）．

(外科) そのほかには，デニス™ コロレクタル チューブでは先端が硬化し穿孔する症例があったので，先端にバルーンが付いているタイプのイレウスチューブであれば，先端が硬くなり大腸を突き破る可能性は低くなるかもしれません．

発表者 それについても文献を探してみましたが，先端が鋭のチューブと先端がバルーンのチューブの間で合併症について比較したものは見つけられませんでした．

(心外科) たとえ先端がバルーンのチューブを使ったとしても，先ほど議論したような注意点を遵守するということは変わらないでしょう．

司会 その通りだと思います．

❹ 当院での治療方針，そして今後につなげるために

司会 主な議論は出尽くしたようですね．まだまだ言いたいことがある先生もいるかとは思いますが，皆さん活発なご意見ありがとうございました．研修医の先生もいろいろ勉強になったのではないかと思います．それではM先生，まとめをお願いします．

発表者 はい．

なぜ起きたか？ ～まとめ

- 経肛門減圧チューブ挿入後，X線検査でのチューブの先端位置の確認を怠った．
- チューブ挿入後早期の手術が必要であることが周知徹底されていなかった．
- 適応に関して消化器外科医と内科医とのコミュニケーションが不足していた．

発表者 以上が指摘できました．

司会 大腸穿孔を防止し，待機的，一期的手術を行う目的で経肛門減圧チューブを挿入したにもかかわらず，そのチューブで逆に大腸穿孔という合併症を起こしてしまうのは，われわれ医療者としては避けなくてはなりません．今回，過去のM&Mの内容を見直し，今後同じような合併症を起こさないためにこのような合同カンファレンスを開くことができたのは，M&Mの醍醐味でありその目的とするところであると思います．それでは今後どうすべきかについて，まとめたいと思います．

今後 どうすべきか？ ～Take Home Message～

- X線検査で頻回にチューブの先端位置を確認，バルーンの位置をずらす．
- 留置後1週間以内（5日以内）に根治手術を行う．
- 消化器外科医・内科医で適応について相談しながら行う．
- 今後，先端がバルーン付きのチューブのみを使用するという方針への変更や大腸ステントの採用について検討する．

司会 最後の項目に関しては今の時点では決定できないため，今後も議論を継続していきたいと思います．

M&Mを終えて Dr.讃井の一言

データベース作成の意義

各事例に対して個別にM&Mカンファレンスを開催してディスカッションすることも大切ですが，本ケースのように**データベース化してまとめて振り返るとM&Mの効果はさらに強化される**でしょう．データベースを作成しておけば，「果たしてM&Mによって診療は改善されたか」という経時的な効果をチェックすることも可能です．このデータベース作成という発想は，M&Mの創始者とされるDr. Codmanによるend result card作成と同一の動機，すなわち，多数の重大事象を整理して解析し，より質の高い教訓を得たいという動機から起こるものであり，M&M本来の理念をより忠実に具現化しようとすると必然的に辿り着くアイデアなのかもしれません※．

※：「総論：M&Mとは何か？ ①M&Mの歴史」（p.12）参照

参考文献

1) 中須昭雄 ほか：Morbidity and Mortality conferenceの実際．救急医学，35：1056-1060，2011
2) 大東誠司 ほか：閉塞性左側大腸癌に対する経肛門的イレウス管の有用性と問題点．日本大腸肛門病会誌，56：103-108，2003
3) 田中豊彦 ほか：閉塞性大腸癌における経肛門的イレウスチューブの有用性と問題点の検討．日腹部救急医会誌，25：499-504，2005
4) 久留宮康浩 ほか：大腸癌イレウスの治療戦略：経肛門的減圧術の予後からみた検討．日本腹部救急医学会雑誌，25：13-19，2005
5) 小林清典 ほか：経肛門的減圧術の臨床的有用性．特集：消化管内視鏡治療．胃と腸，41：654-658，2006
6) Fischer, A. et al.：Transanal endoscopic tube decompression of acute colonic obstruction：experience with 51 cases. SurgEndosc, 22：683-688, 2008
7) 南村圭亮 ほか：閉塞性左側結腸・直腸進行癌における経肛門的イレウスチューブの有効性．日外科系連合誌，33：557-561，2008
8) 小西文雄 ほか：イレウスを伴う左側大腸癌に対する術中腸洗浄法の有用性．腹部救急診療の進歩，7：955-957，1987
9) Ohman, U.：Prognosis in patients with obstructive colorectal carcinoma. Am J Surg, 143：742-747, 1982
10) 中島信久 ほか：左側大腸癌イレウスの治療方針―経肛門的イレウス管を用いた治療方針の有用性―．日臨外会誌，64：11-15，2003
11) Tilney, H. S. et al.：Comparison of colonic stenting and open surgery for malignant large bowel obstruction. Surg Endosc, 21：225-233, 2007
12) Varadarajulu, S. et al.：Endoscopic stenting versus surgical colostomy for the management of malignant colonic obstruction：comparison of hospital costs and clinical outcomes. Surg Endosc, 25：2203-2209, 2011
13) Zhang, Y. et al.：Self-expanding metallic stent as a bridge to surgery versus emergency surgery for obstructive colorectal cancer：a meta-analysis. Surg Endosc, 26：110-119, 2012
14) Fernandez-Esparrach, G. et al.：Severe complications limit long-term clinical success of self-expanding metal stents in patients woth obstructive colorectal cancer. Am J Gastroenterol, 105：1087-1093, 2010

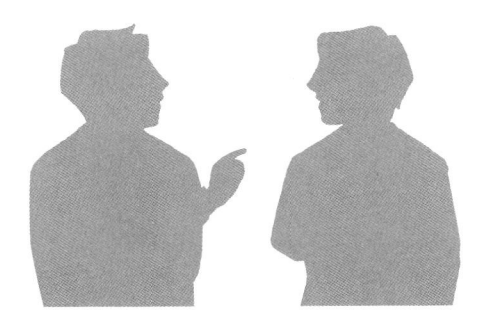

沖縄県立中部病院における
M&Mカンファレンスのしかた

中須昭雄

■はじめに

　沖縄県立中部病院では，外科（一般外科，心臓血管外科，形成外科，救急，ICUを含む）を中心に1986年より2週間おきに朝のカンファレンスの1時間を利用してM&Mカンファレンスの前身であるpeer reviewを行ってきました．当時は紙に記載する形でデータベースとして管理していましたが，2003年からは専用のコンピュータに登録する形となり，現在約9年分の膨大な量の，そして貴重なデータベースとして保管され，今現在も蓄積され続けています．このコラムでは，約27年間の歴史のある当院のM&Mカンファレンスの実際について，登録から運営，セキュリティーにどうわれわれが対応しているかを皆さんにご紹介し，これからM&Mを始めたい，と考えておられる先生方の参考に少しでもなればと思います．

■M&Mの運営

　カンファレンスは月に1〜2回，朝の1時間を使って一般外科，心臓血管外科合同で行っています（図1）．その他，内容によっては救急医やその他外科系医師，内科医師，メディカルスタッフなども参加して全科合同で行うこともあります．責任者である指導医が司会進行，総括，キーワードの選定などを行い，プレゼンターはシニアレジデント（卒後3〜4年目）が行います．

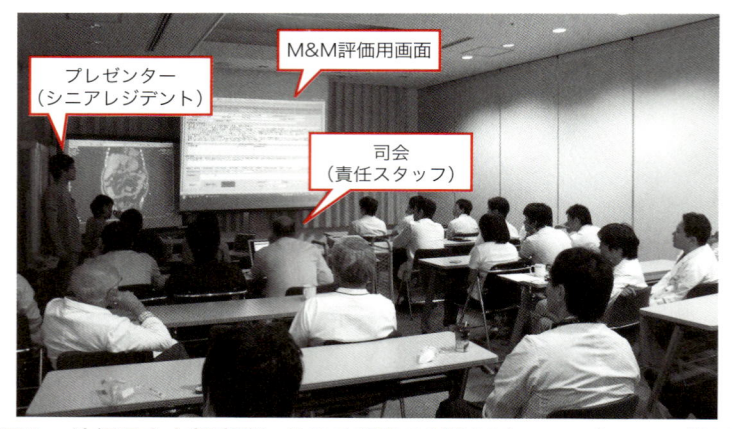

図1　沖縄県立中部病院における実際のM&Mカンファレンスの様子

■ M&Mの登録

登録は医局内にある専用のコンピュータに入力する形で，主にシニアレジデントが行います．具体的にどういった症例を登録しているのか．mortality（死亡症例）はわかりやすいですが，morbidity（合併症症例）はどうしているか．定義としては，われわれは**「わずかでも患者に不利益が生じたと考えられる症例」**を登録するよう義務づけています．ファイルへの入力は原則morbidityあるいはmortalityが生じたその日のうちにするよう指導しています．登録が忘れられやすい症例としては，

①診断の遅れ→外来でのCT見逃し，救急での長い経過観察など
②入院時併発疾患→関節炎，痛風，尿路感染症，肺炎など
③輸血→予定していない輸血，回避できたかもしれない輸血
④長時間手術→予定外の場合，患者に不利益ありと執刀医が感じる場合
⑤不必要検査→頻回のCT／採血など
⑥医療経済的損失→多量の医療材料の使用など

があげられます．

指導医がその都度研修医に登録するよう指導することを心がけています．また，いわゆる「偉い人（教授，部長など）」がmorbidity caseの当事者になった場合，登録をどうするのか，ということを院外の方からよく聞かれますが，もちろん差別はありません．誰が起こしたmorbidityであろうとすべてを登録し，活発な議論を行うのが基本です．このことを説明したり，実際見ていただくと特に大学病院勤務医は非常に驚かれるようです．

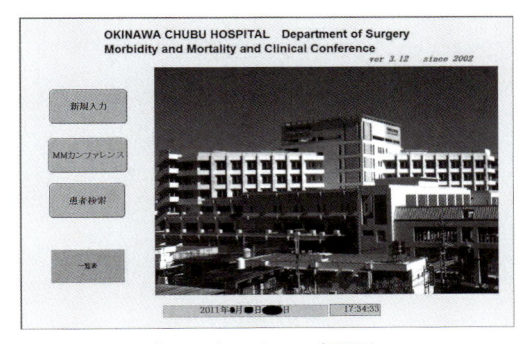

図2 コンピュータのトップ画面

表　M&Mのカテゴリーとキーワード

カテゴリー：23項目		
神経系合併症	癌死亡	診断の遅れ
呼吸器系合併症	非癌死亡	診断の誤り
消化器系合併症	術後感染症	不適切治療
循環器系合併症	術後創合併症	不適切検査
感染症系合併症	術中合併症	医原性合併症
泌尿器科系合併症	術後死亡	技術的問題
血液系合併症		体制の問題
整形外科的合併症		分類不能
		その他

キーワード：7項目		
教育用	術後創感染	再手術症例
術中合併症	外傷死亡	医原性損傷
興味のある症例		

カテゴリーはレジデントがパソコンにM&M内容を記入する際，クライテリア（CRITERIA）として自ら分類するのに使用しています（図3）．キーワードは討論終了後，司会者が判断し，図4の「KEY」のところにチェックを入れます．

■ 登録様式

コンピュータを開くと図2の画面が出てきます．ここから「新規入力」を選択し，入力用画面（図3）へと移ります．患者の個人情報を入力し，主診断分類を選択し，診断名を入力します．臨床経過および合併症の詳細を記入後，M&M内容とその日付，クライテリア（**表**）を選択します．最後に備考・反省点について，症例によっては文献などを参照しつつ，自分なりに記載します．このフォーマットは入力者（レジデント）にとって負担とならないよう，1件当たり数分で入力できるよう工夫されています．

■ セキュリティー

M&M用のコンピュータは医局から持ち出す場合は鍵がないと持ち運びができないよう厳重に管理しています．鍵はチーフレジデントと統括責任者の指導医のみが所有しています．さらに，アクセスにはすべてパスワードの入力を必要とし，自由にデータを取り出せないよう制限しています．パスワードはシニアレジデントおよび外科系スタッフのみに知らされています．インターネットへの接続は禁止とし，USBなどの記憶媒体の接続も禁止しています．バックアップは責任指導医によって定期的に行われています．これらの決まりごとは運用マニュアルに記載されており，個人情報の保護について皆に周知徹底するようにしています．

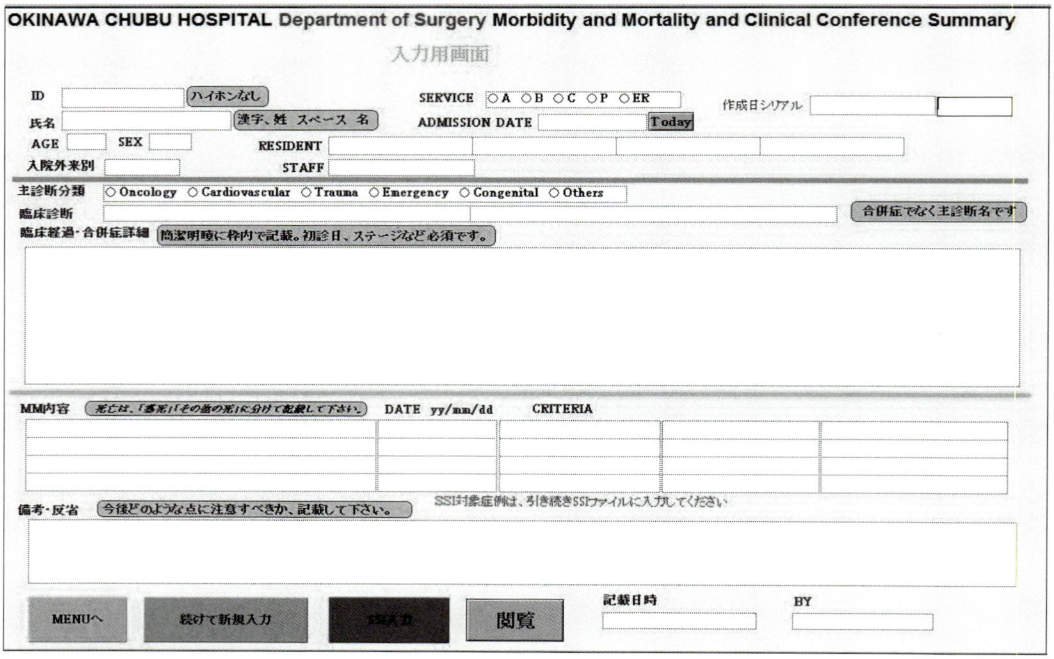

図3 新規症例登録画面

■討論／評価

図2の「MMカンファレンス」をクリックすると，それぞれの外科グループのM&Mの一覧が現れ，未評価の項目のなかから症例を選んでクリックすると，図4の評価画面が表示されます．これを皆で見ながら議論を行う形となっています．討論は，個人批判や，ただの説教となってしまいがちなため，批判ではなく反省と予防および臨床知識の共有が主眼であることを皆が認識する必要があります．また，司会者（責任指導医）が議論をうまく誘導することが大事となります．

以上，われわれの施設で行われているM&Mカンファレンスについて簡単に解説しましたが，データベースの構築や運営など，実際始めてみようとすると大変なことも少なくないと思われます．最も大事なのは皆が目的を理解することです．今後，日本全国でM&Mカンファレンスが当たり前のように行われ（あるいは定期的に開催することが義務化され），いわゆる「犯人探し」や「無責任な批判」の習慣が減ることを願ってやみません．

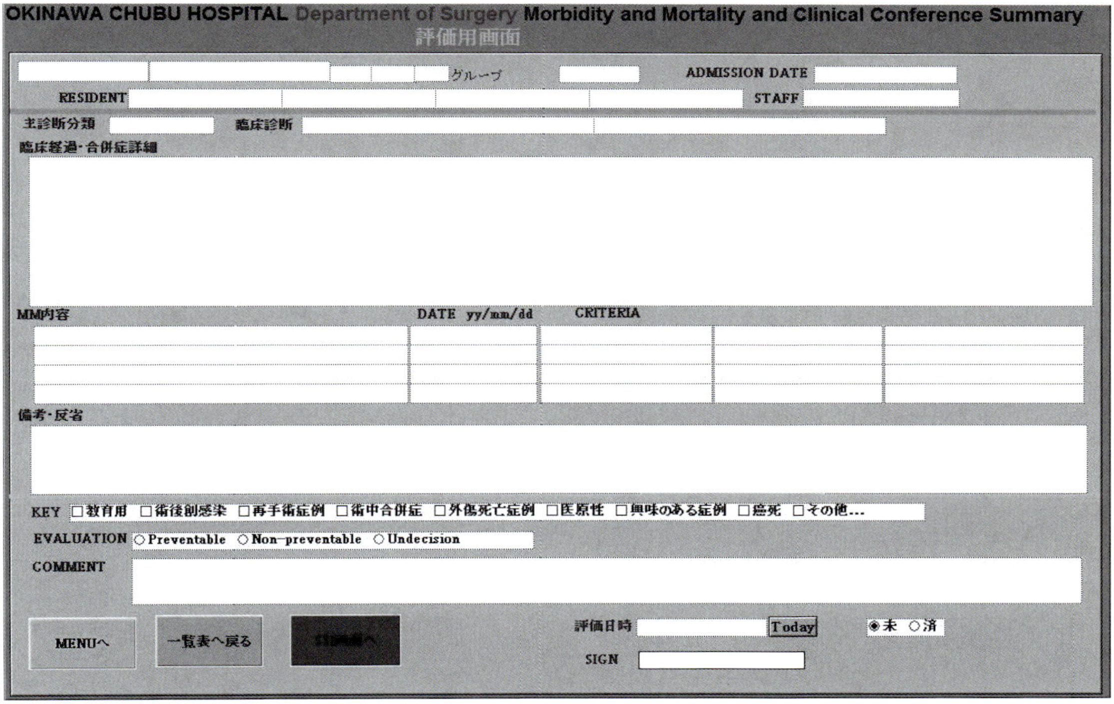

図4 評価者記入画面

M&Mケースカンファレンス～重大事例から学ぶ

感染

Case 9
開腹人工血管置換術後の肺炎・敗血症性ショック

齋藤敬太

■ はじめに

大血管手術術後に乳酸値の上昇がみられたとき，腸管虚血ばかりに意識がいってしまうと思わぬところで足下をすくわれることがあります．

カンファレンス参加者
- **司会** 司会者（集中治療専門医）
- **発表者** プレゼンターM（後期研修医）
- **初期** 初期研修医A
- **集中** 集中治療専門医C
- **内科** 内科専門医D

Conference

症例

症例：85歳男性，身長156 cm，体重45 kg．腹部大動脈瘤術後

現病歴

腎動脈下の腹部大動脈瘤（φ6.5cm）を指摘され当院血管外科外来フォローされていたが，拡大傾向のため手術目的に入院となった．

既往歴

慢性腎臓病CKD G3b，陳旧性心筋梗塞（old myocardial infarction：OMI）〔1年前 #12 90％→BMS（ベアメタルステント）#3 100％→開通せず，心エコーEF：53％（壁運動異常なし）〕，肺炎（15年前に3カ月入院歴あり），腸閉塞→回盲部切除＋人工肛門造設後（8年前），事故→右手指切断（30年前）

生活歴・嗜好・アレルギー

洗髪，人工肛門の処置以外はすべて自分でこなしていた．喫煙歴20本×50年（70歳より禁煙）・飲酒歴2合/日（70歳より禁酒）．アレルギーなし．

内服歴

アスピリン（バイアスピリン®），クロピドグレル（プラビックス®），イコサペント酸エチル（エパデール），イソソルビド（ニトロール®），リマプロストアルファデクス（プロレナール®），カンデサルタンシレキセチル（ブロプレス®），アロプリノール（アロシトール®），ファモチジン（ガスター®）

経過

手術：1回目

腹部大動脈瘤に対して開腹人工血管置換術が施行された．3,400 mLの大量出血を認めたが，抜管されてICU帰室となった．

術後第0日：水曜日

ICU入室時より腹部の膨隆，創部からの明らかな出血を認め，輸血で対応していたが，血圧低下・アシドーシスの進行・乳酸値の上昇（5.3 mmol/L）を認めたため，帰室より16時間後に緊急で再開腹術が行われた．

手術：2回目

明らかな出血点は不明であった．閉腹し挿管されたままICUに帰室した．

術後第1日：木曜日

帰室後より血圧は不安定であったこと，膀胱内圧の上昇（18 mmHg），また左下腿の冷感・腫脹・筋緊張・圧の上昇（50 mmHg）を認めたため下肢のコンパートメント症候群を疑い緊急で再開腹止血術・下腿減張切開術が行われた．

手術：3回目

再開腹により出血点が判明（下腹壁動脈）したために止血，および下腿の減張を行いICUに帰室した．ICU帰室後より低酸素血症〔PaO_2/FIO_2（P/F）比：80〕を認めたが，ショック状態からも離脱し下腿の筋緊張も軽減していた．

術後第2日：金曜日

術翌日より乏尿傾向となり胸部X線においても肺水腫の所見を認め低酸素血症も持続（P/F比：60）していたため持続的腎代替療法（CRRT）を開始した．その後酸素化は改善傾向を認めた（P/F比：150）．

術後第3日：土曜日

しかし，その後徐々に酸素化が悪化（P/F比：100）し，血圧も低下傾向を認めた．

術後第4日：日曜日

胸部X線上で右上葉に透過性の低下を認めたため無気肺と考え気管支ファイバースコープを施行した．乳酸値は上昇傾向（3.1 mmol/L）にあった．

術後第5日：月曜日

翌日も低酸素血症は持続し（P/F比：50），胸部X線で肺水腫の進行を認めた．血管外科症例で，非閉塞性腸管虚血（non-occlusive mesenteric ischemia：NOMI）のリスクが高いと判断する一方で，敗血症性ショックも念頭において抗菌薬の変更を行った〔セファゾリン（CEZ）→メロペネム（MEPM）〕．しかしその後も低酸素血症が持続し（P/F比：40），乳酸値も上昇（13 mmol/L），ショックも進行し同日夜永眠された（図1）．

FiO₂	0.4 → 1.0 → 0.6 → 0.8 → 0.9 → 1.0
抗菌薬	CEZ ────────────────────── MEPM
CRRT	────────────────────────────

手術 手術 手術

```
                            ─── PEEP（cmH₂O）
                            ─── ノルアドレナリン（mL/時）*
                            ─── 血清乳酸値（mmol/L）

                            ＊1 mL/時＝0.03 μg/kg/分
```

術後	第0日	第1日	第2日	第3日	第4日	第5日
曜日	水曜日	木曜日	金曜日	土曜日	日曜日	月曜日
バランス（mL）	+6,500	+2,500	+640	-610	-1,000	+4,300

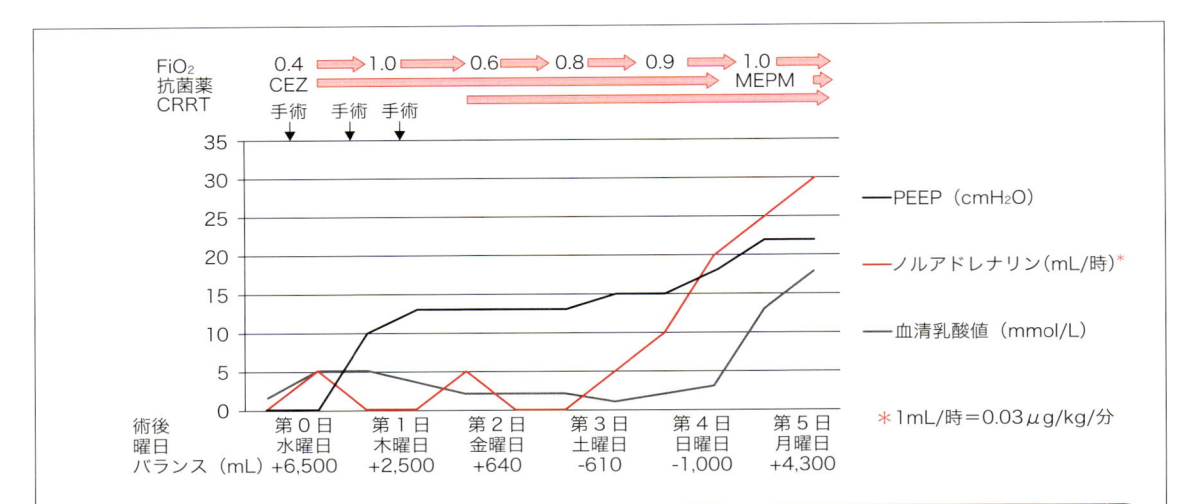

術中経過（1回目の手術）

術後第0日
術式：開腹人工血管置換術
手術時間：3時間36分
術中バランス：+3,765 mL
輸血：RCC6単位 FFP5単位
回収血 1,180 mL

大量出血‼ 3,400 mL
⇒抜管されてICU帰室

術中経過（2回目の手術）

術後第1日
診断：後腹膜大量血腫，
　　　左下肢急性動脈閉塞
術式：再開創止血，血栓除去術
術中バランス：+4,800 mL
輸血：RCC24単位 FFP25単位
　　　PC20単位

明らかな出血点は不明
⇒挿管されたままICU帰室

術中経過（3回目の手術）

術後第1日
診断：左下腿コンパートメント症候群，
　　　後腹膜大量血腫
術式：再開創止血，左下腿減張切開術
術中バランス：+1,450 mL
輸血：RCC10単位 FFP20単位
　　　PC20単位

出血点判明‼
⇒挿管されたままICU帰室

培養結果（死後に判明）

術後第4日　喀痰培養
　→ *Pseudomonas aeruginosa, Candida glabrata*

術後第5日　血液培養（2セット）
　→ *Pseudomonas aeruginosa*

術後第0日　　　　術後第1日（2回目の手術後）　　　術後第2日

術後第3日　　　　術後第4日　　　　術後第5日

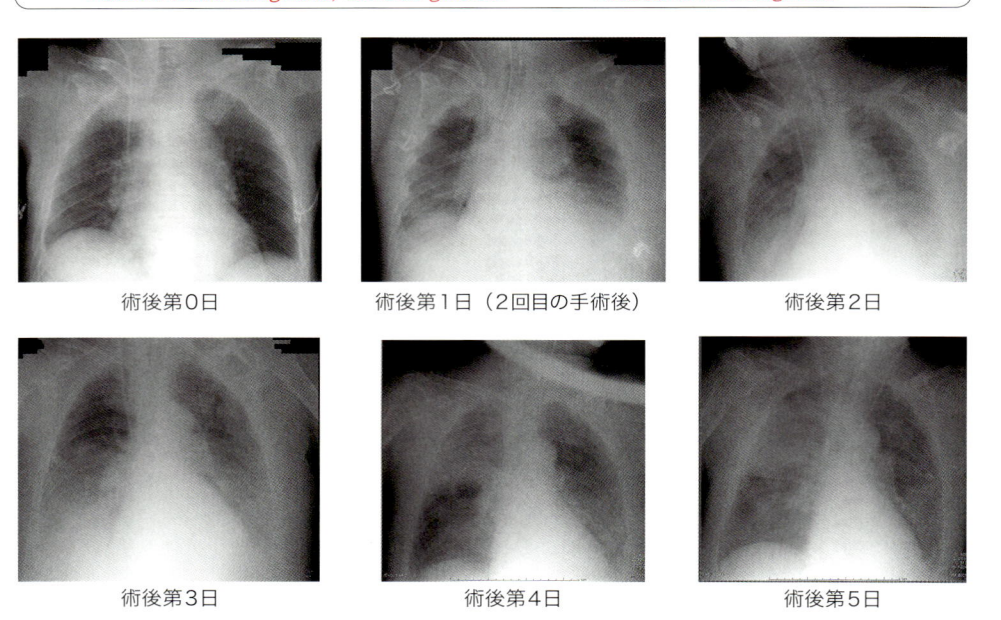

図1　術後経過

何が起きたか？

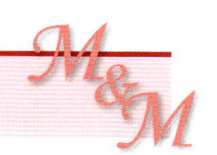

司会：では，何が起きたのか整理してみましょうか．まず，何か質問，確認しておきたいことはありますか？

（初期）：1回目の手術後のICU入室時に腹部の膨隆，創部からの出血を認めていたようですが，外科的にコントロールできていなかったということでしょうか．

発表者：ICU入室時の血液データですが，血小板3.3万/μL，PT-INR 2.1であり，外科的な止血が不十分だったことと合わせて，血小板減少，凝固因子不足も背景にあったと思います．もちろんできるだけの補正は行いました．

（初期）：なぜ再手術に行くまでに16時間も経っているのですか．

発表者：外科の先生には再開腹手術を勧めました．しかし，閉創時に出血はコントロールできていたとおっしゃっていたので，まず内科的管理を優先しました．

（集中）：術後第3日でショック状態になっていますが，その際に心エコーの検査は行いましたか．

発表者：人工呼吸患者の胸壁エコーなので検査として完全ではありませんが，術前の所見と変わらない結果であったことを確認しています．

（集中）：それではショックの原因は何を考えたのですか．

発表者：血管外科症例ということもあり，NOMIを考えていました．

（集中）：NOMI以外の鑑別は考えていなかったのですか．NOMIと考えた理由はなんでしょうか．

発表者：血管外科症例はSMA（上腸管膜動脈）血栓症，NOMIなどの腸管虚血を合併するリスクが高く，CK（12,500 IU/L）の上昇も認めたために鑑別の第一と考えました．以前にも同様な症例を経験しましたし…．

（集中）：NOMIを疑ったということですが，何か診断的アプローチは行ったのでしょうか．

発表者：いえ，血管造影検査も頭をかすめたのですが，術後第3日の時点では乳酸値も高くなく，造影剤による腎機能の悪化を懸念し，外科の先生と相談して内科的に管理していく方針としました．

司会：ショックの鑑別が甘かったかもしれませんね．

（内科）：術後第4日での胸部X線における透過性低下ですが，無気肺以外の鑑別はあがりませんでしたか．また気管支ファイバーの所見はどうだったのでしょうか．さらに翌日術後第5日に肺水腫と考えたのはなぜでしょうか．

発表者：気管支ファイバーの所見は黄色クリーム様のものが大量に引けましたが，ICU入室からの時間経過，胸部X線の所見から無気肺しか疑いませんでした．両側の肺門陰影の増強，ICU入室後水分バランスがプラスに傾いていたことから酸素化の悪化の主因は，肺水腫の進行と考えました．

（内科）：ファイバーを行ったときに，培養を提出しましたか？

発表者：提出しました．後にわかったわけですが，緑膿菌が培養され，血培の結果も同様でした．

(内科) その時点（術後第4日）では肺炎を疑わなかった？

発表者 疑いませんでした．

(内科) 疑ってしかるべきじゃないですか？ なぜ疑わなかったのですか？

司会 今は"何が起きたか"を明らかにする時間なので，なぜの部分は後ほど話しましょう．ほかに何かありますか？

そもそも手術の適応があったのか，なぜステントでなくて手術を選択したのか，なぜ後腹膜アプローチでなく開腹アプローチを選択したかなど外科の先生にお聞きしたいポイントはありますが，本日はいらっしゃっていませんし，主なテーマは術外ICU管理についてなので省略したいと思います．発表者のM先生，何が起きたかまとめてもらえますか．

発表者 はい．本日話し合うべきメインの出来事としては，以下のようにまとめられると思います．

何が起きたか？ 〜まとめ

- 出血性ショックがコントロールできた後に，再度の低酸素血症を伴うショックと高乳酸血症が出現した．
- 胸部X線における右上葉の浸潤影が出現した．
- 喀痰培養，血液培養から緑膿菌が検出された．
- 不可逆性のショックに至った．

なぜ起きたか？ 今後どのようにすべきか？

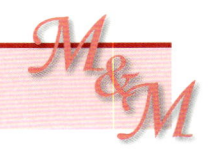

司会 ではなぜこのような事態が起こったか話し合ってみましょうか．何か質問，コメントはありますか．

❶ 乳酸値の上昇の原因は何か

(集中) M先生は乳酸値の上昇の原因の1つとしてNOMIを考えられたようですが，乳酸値の上昇を伴うものとしてほかに何か考えなかったのですか．

発表者 高乳酸血症になるには乳酸の代謝が落ちるか，産生が上がるかのどちらかです[1]．**代謝が落ちる代表として肝不全があげられますが，産生が上がるものとして，血栓症・塞栓症やNOMI以外にもショック，低酸素血症，薬物，ビタミンB1欠乏症，敗血症，痙攣などさまざまな疾患が鑑別としてあげられます．**今回は血管外科症例であり，過去に腸管虚血によりショックに陥った症例を経験していたので乳酸値の上昇＝腸管虚血という思い込みにつながったのかもしれません．

| 集中 | ちなみにM先生は術後第4日にはいなかった？
| 発表者 | いませんでした．
| 司会 | 誰かほかの人がNOMIと考えていたわけですね．C先生（ 集中 ），ここは犯人探しをする場ではなく，あくまで診療を改善するために行う場ですので，できるだけ"○○先生が××した"という言い方は避けてください．
| 集中 | わかりました．

❷ ショックの鑑別として何を考えるべきか

| 初期 | まず，1回目の手術後のショックは出血性ショックで間違いないと思うのですが，3回手術を施行し止血が確認された後は一度ショック状態を離脱していますよね．その後一時改善していた酸素化の再憎悪とともにショックに陥っています．ここで先生はNOMIが鑑別にあがったとおっしゃいましたが，NOMIでは低酸素血症にはならないのではないですか？
| 発表者 | そうですね．酸素化の悪化，血行動態の悪化，胸部X線の浸潤影から，後ろ向きにみれば肺炎を疑うべきです．
| 内科 | ではなぜ肺炎，敗血症に気づけなかったのでしょうか？
| 発表者 | やはり血管外科症例に対する思い込みと，画像診断が不正確であったということだと思います．振り返ってみると無気肺に認められるべき肺容量の減少の所見がなく，むしろ肺炎といえます．
| 司会 | 思い込みの連鎖があったのかもしれませんね．
| 初期 | あまり経験がないので自信はありませんが，通常は手術後第4日で肺炎になりにくいのではないですか．このことも診断の遅れにつながった可能性はないでしょうか．
| 司会 | A先生（ 初期 ），いいポイントですね．確かにあったかもしれません．
| 内科 | 発熱はどうだったのですか？
| 発表者 | 熱は術後，NOMI，CRRTなど修飾因子が多すぎて結果的に早期診断には役立たなかったと思います．

❸ 抗菌薬投与の遅れ

| 内科 | 抗菌薬の投与時期が問題となってきます．Surviving Sepsis Campaign[2]にも明記されているように，**重症敗血症，敗血症性ショックと診断された場合，1時間以内に適切な抗菌薬の静脈内投与を行わなければなりません**．また，敗血症性ショックになる前に抗菌薬の投与が行われていた群の方が，ショックになった後に抗菌薬の投与が開始されていた群よりも死亡率が低かったという報告もあります[3]．今回の症例では敗血症性ショックの診断自体が遅れており，術後第3日の一度改善した酸素化の悪化を肺炎の始まり，ノルアドレナリンの必要量が増えた時点を敗血症性ショックの始まりと考えれば，24時間以上も抗菌薬の投与が遅れてしまっているということになります．
| 司会 | 今回の症例では培養から緑膿菌が検出されていますが，緑膿菌肺炎は死亡率が高い疾患ですよね．

(内 科) 緑膿菌による人工呼吸器関連肺炎（ventilator-associated pneumonia：VAP）は非常に死亡率が高く[4]，適切な抗菌薬が投与された場合でも死亡率が高いといわれています[5]．

司 会) なるほど．それではどのようにすれば早期に診断をつけることができたでしょうか．

発表者) はい．やはり敗血症を疑うことだと思います．乳酸値の上昇，ショックの鑑別において敗血症はたとえ術後早期であろうと念頭においておくべきだったと思います．

集 中) あと付け加えるとするならば，休日の診療体制ではないでしょうか．週末に入ってから状態が悪化していますが，週末の当直体制はどのようになっていたのでしょうか．

発表者) 平日は2人体制ですが，この週末はレジデントの1人当直体制でした．

集 中) 週末にICU入室した患者の死亡率は高いといわれていたり[6]，一方で集中治療専従医による一貫した管理を行えば，平日，休日，夜間のいつ入院しても患者予後は変わらないというような文献もあります[7]．

内 科) **一般に第三者に指摘されるまで，1つのアイデアから逃れられないことってありますよね．**これはいくら経験を積んでも起こりえます．

発表者) ナースやレジデントに言われてハッとすることはありますね．

司 会) 上下関係や職種にかかわらず，**フランクに意見を言い合えるICUとしての環境を整える**ことも大事ですね．

集 中) それにこの症例は，**いったん思い込みが個人の中で形成され伝承されはじめると，システムとしての思い込みに発展しやすい**という典型的な例だと思います．

初 期) どういうことですか．

集 中) つまり，以前の誰かの判断，決まったことを盲目的に引き継いでしまいましたよね．NOMIという"思い込み"が引き継がれてしまいました（図2）．

司 会) ほかに何かありますか？　主な議論は出尽くしたようですね．M先生，なぜ起きたか，問題点をまとめてください．

発表者) はい．

なぜ起きたか？　～まとめ（図2）

- 乳酸値の上昇を腸管虚血のサインだと決めつけてしまった．
- ショックの鑑別が不十分であった．
- 胸部X線の肺炎像，酸素化の悪化を見逃し，抗菌薬の投与が遅れてしまった．
- "思い込み"が引き継がれてしまった．
- "思い込み"を是正するシステム（勤務体制，コミュニケーション）に不備があった．

発表者) 以上が指摘できました．

内 科) それと急性の重症患者の鑑別診断の原則が守られていなかったのではないでしょうか．**見逃せない致死的な病態は完全に否定できるまでは，あるものとみなして対応する**ということ，

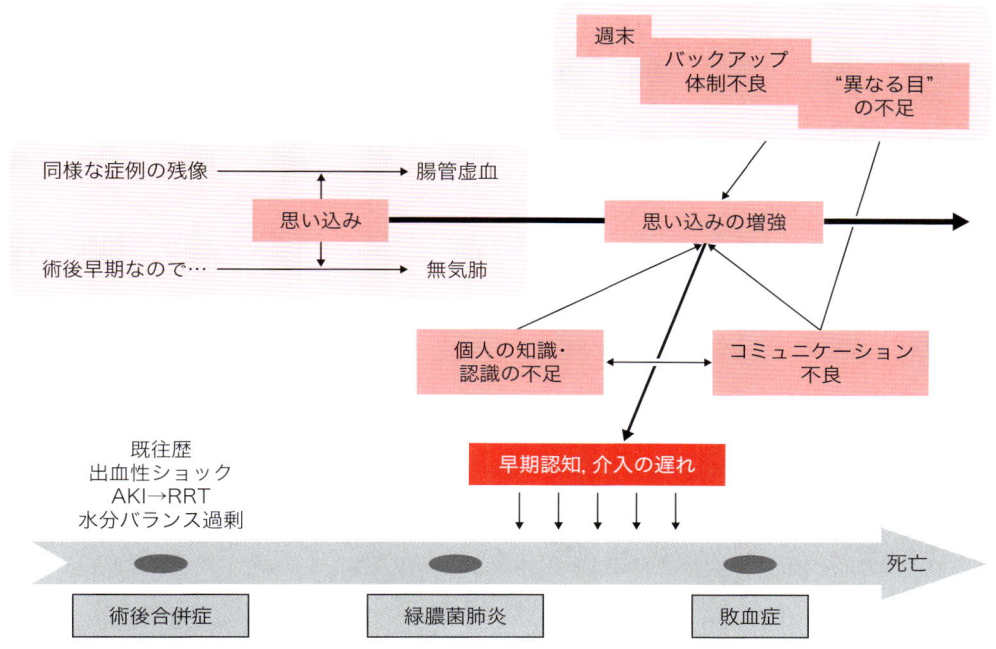

図2 本症例の根本原因分析
「総論：M&Mとは何か？」図4も参照（p.18）

これは胸痛，呼吸不全，ショックなどのどんな症例にも共通する重要な原則です．

| 司会 | その通りですね．では今後どうすべきでしょうか？

今後どうすべきか？　～Take Home Message～

個人の知識として
- 乳酸値の上昇は敗血症のサインであることを認識する．
- 敗血症を疑うことが大切で，疑ったらすぐに適切な抗菌薬を投与する．
- 緑膿菌肺炎は死亡率が高い疾患であることを認識する．
- 他人の判断を鵜呑みにせずに自分で再検証する癖をつける．
- 致命的な病態は自信をもって否定できるまではあるものとみなして対応する．

システムとして
- 週末におけるバックアップ体制の強化を図る．
- フランクに話せるICUの環境を整える．

M&Mを終えて Dr.讃井の一言

M&Mカンファレンスはこの挨拶から

　M&Mカンファレンスの最大の目的は診療の改善です．この最大の目標からズレないようにするために，カンファレンスの最初は必ず以下のような挨拶で始めます．

　「このM&Mカンファレンスの目的は，事象を振り返り，合併症や誤りから学び，それまでの行動や判断を修正し，患者診療を改善することです．個人の責任を追求する場ではありません．具体的には①何が起きたか，②なぜ起きたか，③今後どのようにすべきかの3つを明らかにして，最終的にプロトコールの作成・改変につなげる場です．その点をよく理解したうえでご発言くださるようお願いします．」

　という具合です．実際に最初のスライド数枚を費やしてM&Mのミニ総論を展開することもあります．

参考文献

1) De Backer, D. : Lactic acidosis. Intensive Care Med 29 : 699-702, 2003
2) Dellinger, R. P. et al. : Surviving sepsis campaign : international guidelines for management of severe sepsis and septic shock : 2012. Crit Care Med, 41 : 580-637, 2013
3) Puskarich, M. A. et al. : Association between timing of antibiotic administration and mortality from septic shock in patients treated with a quantitative resuscitation protocol. Crit Care Med, 39 : 2066-2071, 2011
4) Fujitani, S. et al. : Pneumonia due to Pseudomonas aeruginosa : part I : epidemiology, clinical diagnosis, and source. Chest, 139 : 909-919, 2011
5) Sun, H. Y. et al. : Pneumonia due to Pseudomonas aeruginosa : part II : antimicrobial resistance, pharmacodynamic concepts, and antibiotic therapy. Chest, 139 : 1172-1185, 2011
6) Ensminger, S. A. et al. : The hospital mortality of patients admitted to the ICU on weekends. Chest, 126 : 1292-1298, 2004
7) Arabi, Y. et al. : Weekend and Weeknight admission have the same outcome of weekday admissions to an intensive care unit with onsite intensivist coverage. Crit Care Med, 34 : 605-611, 2006

M&Mケースカンファレンス〜重大事例から学ぶ

感 染

Case 10
人工肛門閉鎖術後の中毒性巨大結腸症

大沼 哲

■ はじめに

外科手術は通常surgical site infectionの予防目的に手術開始直前から抗菌薬を開始します．*Clostridium difficile* infection（CDI）は一度のみ抗菌薬を使用した場合でも起こることがあり，抗菌薬使用後の下痢に対してはCDIを必ず鑑別に入れておく必要があります．

― カンファレンス参加者 ―
- **司会** 司会者（集中治療専門医）
- **発表者** プレゼンターM（後期研修医）
- **初期** 初期研修医A
- **後期** 後期研修医B
- **集中** 集中治療専門医C
- **外科** 外科専門医D

Conference

症例　症例：69歳男性．人工肛門閉鎖術後

現病歴

入院11カ月前に直腸癌（stage Ⅲa）に対して低位前方切除術および回腸人工肛門造設術を施行した．術後経過は良好で，今回人工肛門閉鎖術目的に入院した．

術後第0日（火曜日）：人工肛門閉鎖術を施行し，特に問題なく終了した．手術開始直前にセフメタゾール1gを1回投与した．

術後第3日（金曜日）：体温が38.4℃に上昇し，同日より水様性下痢（茶色）が15回/日出現した．腹部所見は圧痛や自発痛を認めず，その他の異常所見もなかったため，経過観察した．

術後第4日（土曜日）：朝から心窩部周囲および創部の疼痛があり，発熱も持続していたため腹部造影CTを行った．創周囲の皮下に液体貯留があり（図1），発熱の原因は創感染と考えドレナージを行った．また横行結腸から下行結腸にかけて腸管の拡張の所見がみられていたが（図2），下痢がありイレウスではないと判断した．ドレナージ後に体温は36.8℃まで低下し，水様性下痢は前日に比べると若干軽快し，経過を観察した．夕方に嘔気があり嘔吐が1回あった．

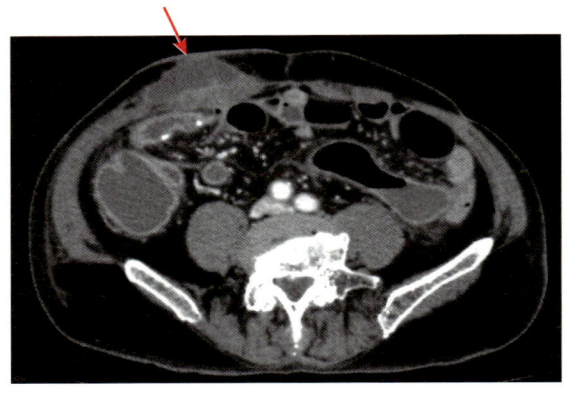

図1　創周囲皮下の液体貯留

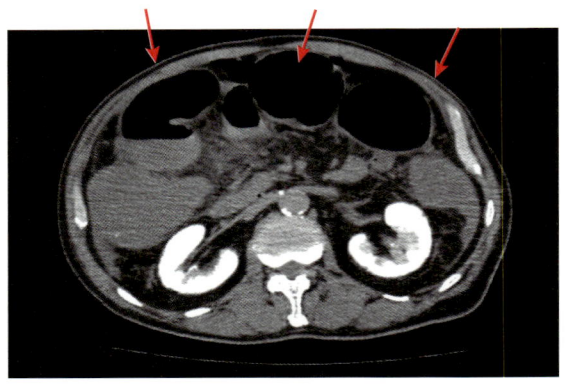

図2　拡張した結腸

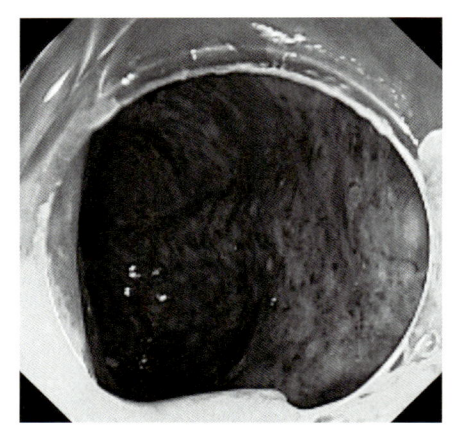

図3　偽膜性腸炎
腸管粘膜が全周性に黄白色の偽膜で覆われている．
p.8 カラーアトラス参照

　術後第5日（日曜日）：早朝4時に腹部膨満感がさらに強くなった．CTで結腸の拡張の所見もあり閉塞起点の有無を調べるために下部消化管内視鏡を施行した．明らかな閉塞起点は認めなかった．腸管の粘膜は偽膜性腸炎の所見を示し（**図3**），*Clostridium difficile* による中毒性巨大結腸症を考えメトロニダゾールの経口投与を指示した．朝5時に収縮期血圧（SBP）が60 mmHgまで低下し，脈拍数も120回/分まで上昇した．輸液によりいったん血圧は上昇したが，呼吸困難と意識障害が進行し，朝8時にICUチームがコールされ，緊急でICUに入室することになった．

既往歴

49歳　高血圧，62歳　右被殻出血，時期不明：2型糖尿病，脂質異常症

生活歴・嗜好・アレルギー

生活は左片麻痺あるが自立．機会飲酒・喫煙なし．アレルギーなし．

内服歴

アムロジピン，プラバスタチン，アルファカルシドール，テルミサルタン（ミカルディス®），グリメピリド

術後第5日朝8時の他覚所見

バイタルサイン：体温36.8℃，血圧70/47 mmHg，脈拍数104回/分，呼吸数29回/分，SpO_2 97%（O_2 15 L），身長161 cm，体重57 kg
意識：GCS E4 V4 M6
外観：重症感あり
頸部：血管雑音（－），頸静脈怒張（－）
胸部：肺音清，心音異常なし
腹部：軟，膨満，腹部全体に圧痛あり，反跳痛なし
四肢・皮膚：特記すべき所見なし

術後第5日朝7時の検査所見

WBC $9.46×10^3/\mu L$↑，Hb 16.7 g/dL↑，Plt $179×10^3/\mu L$
PT-INR 2.01↑，APTT 195秒↑，fibrinogen 169 mg/dL
T-Bil 0.71 IU/L，AST 68 IU/L↑，ALT 45 IU/L，LDH 331 IU/L，CK 400 IU/L
Na 132 mEq/L↓，K 3.9 mEq/L，Cl 107 mEq/L
BUN 63 mg/dL↑，Cr 2.39 mg/dL↑
血液動脈ガス　15 Lリザーバー
pH 7.303，$PaCO_2$ 23.8 Torr，PaO_2 126.8 Torr，HCO_3^- 11.5 mEq/L，BE －12.4
乳酸 89.5 mg/dL（9.94 mmol/L）↑

経　過

　術後第5日朝8時30分にICUに入室した．頻呼吸，SpO_2 90%（O_2 15 Lリザーバー），SBP 70 mmHgのため，ただちに気管挿管を行い，中心静脈カテーテルを挿入した．1時間で5 L以上の急速輸液とノルアドレナリンを使用して循環蘇生を行ったが反応は鈍かった．
　ICU入室時点で，呼吸・循環動態の悪化の原因が同定できていなかったが，当直中の集中治療医と主治医間で協議し，術中・術後の経過，内視鏡写真から（図3），*Clostridium difficile*による中毒性巨大結腸症が確実であると判断し，バンコマイシンの経管投与を開始した．また，その他の感染源からの敗血症性ショックも否定できなかったのでピペラシリン/タゾバクタムの静脈内投与も併用した．
　ノルアドレナリン0.5 μg/kg/分投与下で平均動脈圧は依然として50 mmHg程度であったが，救命のためには全結腸切除のほかに方法がないと考えられたので，11時に手術室へ入室した．全結腸切除は予定通り行われたものの，術後にpH 6.9の代謝性アシドーシス・乳酸値の上昇・血圧低下が遷延し，輸液負荷，昇圧薬など集学的治療を行ったにもかかわらず改善しなかった．ICU入室から29時間後に死亡した．

何が起きたか？

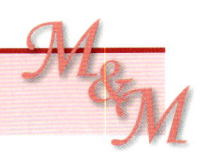

司会	この症例について質問はありますか.
(後期)	術中に投与したセフメタゾールは術後も使用しましたか.
発表者	術中の1回投与のみで，その後抗菌薬は何も使用されていませんでした.
(初期)	下痢は術前にはありましたか．CD toxinは調べましたか.
発表者	下痢は術後第3日から始まっていて，術前も含めそれ以前は認めなかったようです．CD toxinについては術後第5日は日曜日のため細菌検査室で検査ができず，結果はわかりませんでした.
司会	提出しなかった，ということですか？
発表者	結局，提出された記録はありません.
(集中)	検体を提出して次の平日に検査してもらうという手はとらなかったのですか？
発表者	術後第5日でICUに入室した時点で，経過と内視鏡所見から*Clostridium difficile*感染症（*Clostridium difficile* infection：CDI）診断確定と考え提出しなかったのかもしれません.
(集中)	なるほど．話は変わりますが，皮下の液体貯留をドレナージしていますが，どのような排液でしたか.
発表者	性状は血性で，膿性ではありませんでした.
(初期)	発熱と水様性下痢がありますが，感染巣はCDだけに絞って大丈夫でしょうか.
発表者	尿路感染，肺炎は否定的で，人工肛門閉鎖ですから中心静脈ラインも留置されていませんでした．それに市中ではなく院内発症の下痢ですからね．造影CTでも病歴で述べた以外に感染の原因となるような所見はありませんでした．血液培養もその後判明した結果では陰性でした．経過からはやはりCDIを第一に考えてよいのではないでしょうか.
(後期)	ショックの原因はほかには考えられなかったのでしょうか．例えば肺血栓塞栓症などはどうでしょうか.
発表者	確かに．ショックの原因として敗血症性のものが鑑別診断リストの一番にくるとは思いますが，他の疾患は除外しないといけないですね．経胸壁心エコーでは急性の右室負荷所見はなく，少なくともショックをきたすような肺血栓塞栓症はないだろうと考えられました．また，左室の動きは良好で，12誘導心電図もとりましたが心原性ショックも否定的でした．出血の所見もなく，アナフィラキシーを疑う病歴，所見もはっきりしませんでした.
司会	外科部長のD先生にもせっかくいらしていただいたので，お伺いしたいのですが.
(外科)	はい.
司会	術後早期の発熱はしばしば認められる非特異的なもので，全身状態が良ければまずは観察のみでフォローすることが多いと思いますが，この場合もそうお考えになったのでしょうか.
(外科)	この症例については，私たちも死亡翌日の月曜に科内ですぐに検討しました．主治医も当初そのように考えたようです．しかし，発熱が起こったのは術後第3日なので，だんだん術後の非特異的な発熱からその他の原因を除外しなければならない時期になります．だから術後

|司会| 第4日で主治医も腹部CTをとったようです．
|司会| 水様性下痢は人工肛門閉鎖術後によくあることなのですか？
|外科| そんなに珍しいことではありません．人工肛門より遠位の腸管のはたらきが回復するのに少し時間が必要ですから．主治医もその可能性を一番に考えたのではないでしょうか．もちろん術後第3日の時点で，頻回の下痢を見てCDIも頭をかすめたと言っていましたが，抗菌薬に対する曝露がほとんどなかったですし，当初は全身状態も良かったですし．
|集中| 横行結腸の拡張所見は何らかの閉塞機転を疑っていたということでよろしいのでしょうか．
|外科| そうですね．やっぱり人工肛門閉鎖術後ですから．
|後期| 剖検はとれたのですか．
|発表者| とれませんでしたが，内視鏡検査時に提出された組織の所見で偽膜性腸炎と確定診断されました．
|司会| わかりました．問題点はまた後ほど詳しく議論することとして，そのほかに確認しておきたいことはありますか．
|全員| ….
|司会| ないようなので，発表者のM先生，何が起きたかまとめてもらえますか．
|発表者| はい．本日話し合うメインの出来事としては，以下のようにまとめられると思います．

何が起きたか？ 〜まとめ

- 人工肛門閉鎖術後第3日に発熱，水様性下痢を認めた
- *Clostridium difficile* infection から偽膜性腸炎，敗血症性ショック，中毒性巨大結腸症を起こした
- 術後第5日に全結腸摘出術を施行したがまもなく死亡した

なぜ起きたか？ 今後どのようにすべきか？

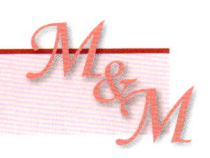

|司会| では，なぜこのような事態が起こったのか話し合ってみましょうか．何か質問，コメントありますか．

❶ 入院中の下痢

|後期| 私はこの日（術後第5日）のICUの当直で，主治医から意識障害と呼吸の調子が悪いからみてもらえないかと依頼を受けました．前日に嘔吐していたことから，主治医は誤嚥性肺炎も

疑っているとおっしゃっていました．しかし，カルテやフローチャート（温度板）をみると2日前から水様性の下痢がありCTや下部消化管内視鏡の所見からも *C. difficile* の感染を第一に考えました．当院は休日にCD toxinの検査が施行できませんが，主治医も内視鏡所見と臨床経過から同意してくださいました．ただ，この時点ではすでに輸液や昇圧薬に反応が悪い敗血症性ショックの状態でした．

（集中） ***C. difficile* による下痢はすべての抗菌薬関連の下痢症の約20％を占めている**という報告もあり[1]，**院内発症の下痢症のなかで最も多く，このように重症化する例もあるので，入院中に下痢をみたらまずCDIを除外しなくてはいけない**と思います．

（後期） この患者さんはほとんど抗菌薬投与を受けていないですよね．このような経過でもCDIは起こるのでしょうか？

（集中） カナダからの報告ですが，予防的抗菌薬のみ投与された患者でCDIを発症したのは，40人/5,502回外科手術（2回以上手術した症例も含む）でした[2]．そのうち15人は抗菌薬単回投与で発症しています．したがって今回の症例のように，稀ですが**1回の抗菌薬投与でCDIを起こすことがありうる**と考えておかなければなりません．また本症例では下痢がありましたが，**中毒性巨大結腸症をきたすような重症型CDIでは最大50％の症例で下痢を認めません**[3]．中毒性巨大結腸症を疑ったときに，典型的な下痢症状がないからといってすぐにCDIを否定してしまうことは危険です．

❷ *C. difficile* の診断 （表）

（後期） 結果的にCDIといってよいようですが，次回この症例のような下痢をみて，CDIを疑えるかと考えると自信がありません．

（集中） 確かに下痢を起こしている患者のすべてがCDIではないので，どの患者にCD toxinを提出したらいいのか困りますね．特に経腸栄養を行っている患者などでは *C. difficile* による下痢なのか，経腸栄養による下痢なのか判断が難しいこともあります．

（初期） そう思います．特にICUの患者は経腸栄養していて，抗菌薬が投与されていることも多く，下痢の回数が増えてくると毎回悩みます．

（集中） この症例は術後第3日に発症し術後第5日にはショックになっている．経過がきわめて早い．だから抗菌薬の使用歴があり入院72時間以上経過後に発症した下痢はまず *C. difficile* の感染を鑑別にあげる必要があると思います．またCDIだったとしても，無症候性のものから今回の症例のように中毒性巨大結腸症まで症状発現のスペクトラムが幅広いことにも注意が必要でしょうね．一般的には抗菌薬を開始してから5〜10日後に出現しますが，それ以前に発症することもあります．疑ったらCD toxinはすぐ提出してよいでしょう．

（初期） 検査の結果はすぐ帰ってくるのですか？

（集中） すぐに帰ってきます．ただ知っておいてほしいことは**CD toxinの感度は63〜85％，特異度は約99％であり，培養検査などと比較すると感度が低い**ことが問題です[4]．つまり検査が陰性でも偽陰性のことがあり，CDIを否定できないということです．**下部消化管内視鏡検査でも偽膜性腸炎の所見があれば診断できますが，これもCDIの51〜55％でしかみられ**

表 CDI診断のための検査法の比較

検査法	毒素検出	便培養	抗原検査	毒素遺伝子（PCR）	下部消化管内視鏡検査
検出対象	toxin A／B		グルタミンデヒドロゲナーゼ抗原	toxin A／B遺伝子	偽膜性腸炎
感度	63～85％	最も感度が高い．ゴールドスタンダード	85～95％	約93％	51～55％
特異度	約99％	低い	89～99％	約97％	
結果までの時間	約30分	約3日	約20分	数時間	
特徴	感度が低い．	特異度が低い．毒素産生と非産生を区別できない．分離株はtoxin産生有無の確認が必要	高い感度でスクリーニングにはよい検査．特異度は低く毒素産生と非産生を区別できない．	感度・特異度ともに高い．コストが高い．日本では日常の診療では使用できない．	感度が低い．CDIを強く疑っているがtoxin検査陰性のとき，CDIの治療が失敗したとき，非典型的なイレウスを呈したときなどに検討する．

ず，偽陰性のことがあります[5]（表）．CTも中毒性巨大結腸症の診断に役立つこともありますが感度も特異度も低く，診断のための検査としての優先度は低いと思います．もし下痢をしている患者でCDIを疑って，特に重症であると判断したら検査結果を待たずに治療を開始する治療戦略もあります[4]．

（外科）内視鏡の所見は，後日内視鏡専門医に見ていただきましたが典型的な偽膜性腸炎の所見であるとコメントをもらいました．前にも言ったように人工肛門閉鎖術後の下痢が数週間続くのはそれほど珍しいことではありません．また，術後第4日で下痢が若干良くなる傾向にありました．また，創部の皮下のたまりは結果的に血性で積極的に感染を疑うものではなかったのですが，ドレナージをした後腹痛と発熱が改善しました．術後第4日が土曜日で主治医も上級医にわざわざ電話する必要もなかろうと判断したようです．一方でその後のCDIの進行が急激でしたし，後ろ向きに症例を振り返ればいろいろと問題点を指摘するのは簡単ですが，もし自分でも同様なケースに遭遇したとき，適切なタイミングで診断と治療を開始できるかは難しかったかもしれません．

（集中）難しいですよね．病理解剖でCDIと診断された症例のうち，35％は死亡の前にCDIの診断がつかなかったという報告もあります[6]．イレウスや中毒性巨大結腸症では下痢がないこともあり，診断をさらに難しくしています．この症例も病理所見で偽膜性腸炎と確定診断され内視鏡所見と一致していました．とにかく**抗菌薬を投与されている患者では常にC. difficileの関与について注意を払っておく必要があります**．

❸ CDIの内科的治療

（初期）基本的なことで申し訳ありませんが，今回はバンコマイシンでよかったのでしょうか．今までの経験では数は少ないですが，いずれもメトロニダゾールを使っていました．それに，経管投与という方法でよかったのでしょうか．なかなか大腸に届かないのではないでしょうか．

（集中）まず，1980年代と1990年代にメトロニダゾールとバンコマイシンを比較したランダム化比較試験（RCT）が行われて，いずれもアウトカムに差はありませんでした[5, 7]．メトロニダゾールは経口のバンコマイシンと比較して薬価が安いため，使用される傾向にありました．2007年に重症と軽症に層別化してメトロニダゾールとバンコマイシンを比較したRCTが報告され，軽症例では治癒率に差はありませんでしたが，重症例ではバンコマイシン群の方が有意に治癒率が上昇しました．重症の定義については2010年にSHEA（Society for Healthcare Epidemiology of America）とIDSA（Infectious Disease Society of America）のCDIガイドラインに記載されていて，①WBC 15,000/μL以上もしくは，②クレアチニンが以前の値から1.5倍以上，あるいは合併症として，③血圧低下またはショック，④イレウス，⑤巨大結腸があれば重症と定義されています[4]．したがって，**定義に則って軽症か重症か層別化を行い，軽症ではメトロニダゾール，重症では経口バンコマイシンの治療を開始したらよい**と思います．

またイレウスの症例では経口バンコマイシンが結腸まで到達しない可能性があるため，データは不足していますが直腸から投与する場合もあります．

（初期）CDIに重症の定義があることは知りませんでした．これまでメトロニダゾールとバンコマイシンの適応についてよく知らずに使っていて勉強になりました．

4 CDIの外科的治療

（司会）今回，患者の状態が悪いにもかかわらず手術に踏み切りました．手術によって患者の状態がさらに悪化したということはないですか？

（外科）**CDIの手術適応は，中毒性巨大結腸症，結腸穿孔，敗血症性ショック，24〜72時間に渡り適切に内科的な治療を行っても反応がない場合**とされています[3]．また病変部のみの結腸部分切除は，残存した感染結腸により敗血症が持続し死亡率の悪化に関連があります[8]．この症例では敗血症性ショックの原因がCDIなのですから，救命のために手術を行うことを決めたら全結腸切除が必要です．

（後期）この症例は診断から手術までは非常に早く，手術も全結腸切除を行いましたが，なぜ死亡したと考えますか．

（集中）症状が出現してから介入までが遅れたのが原因だと思います[9, 10]．早期の結腸切除が死亡率の低下に有用であったという報告もあります[6]が，外科的手術を施行した重症CDIの死亡率は30〜80％と非常に高く，手術をしないと死亡率が100％ともいわれています[11]．とにかく早期の診断と治療が重症のCDIにおいて非常に重要だと考えます．

（司会）主な議論は出尽くしたようですね．M先生，なぜ起きたか，問題点をまとめてください．

（発表者）はい．

なぜ起きたか？ 〜まとめ

- 抗菌薬への曝露が1ドースのみというCDIを疑いにくい状況があった．
- 人工肛門閉鎖術後の下痢や大腸の拡張を人工肛門閉鎖術術後性の変化と考えてしまった．
- 結果的にCT検査で中毒性巨大結腸症と診断できなかった．
- 下部消化管内視鏡で偽膜性腸炎と診断できたが，メトロニダゾールを使用し，バンコマイシンを使用しなかった．
- 患者の重症化のタイミングと週末が重なった．

発表者 以上が指摘できました．抗菌薬投与後の院内発症の下痢についてアセスメントが足りず診断が遅れ，治療が遅れてしまったことが主因と思われました．

集中 CDIは簡単に診断できるようで，意外に見逃されているケースがあります．特に経腸栄養を行っているときなど，経腸栄養による下痢なのか，CDIによる下痢なのか注意深く診断しなくてはいけません．

司会 その通りですね．では今後どうすべきかについては以下のようにまとめられますね．

今後どうすべきか？ 〜Take Home Message〜

- 院内発症の下痢は否定されるまで *C. difficile* 感染を考える．
- 重症のCDI（中毒性巨大結腸症やショック）は検査結果を待たずにエンピリック（経験的）に治療の開始を検討する．
- 重症CDIの内科治療は経口バンコマイシンで，手術の適応があれば結腸全摘出術を行う．

M&Mを終えて Dr.讃井の一言

思い込みを打破するには

　本症例は，抗菌薬への曝露が1ドースのみというCDIが発生しにくい状況にもかかわらず発生した症例でした．本症例のように「起こるはずがない」と最初から思い込んでしまうと，正しい診断に到達するのに時間がかかります．自分の頭のなかに別な疾患を想起してそれに引きずられたり，他人が想起した診断名に引きずられたりすることにより，鑑別診断をあげ除外していくプロセスがしばしば不十分になるからです[※1]．**自分または他人によって作られた思い込みに引きずられてしまう**というわけです．

　それに加えICUでは，原因の追求や鑑別診断リスト作りが不十分なままでも，適切な対症療法が行われれば患者のバイタルサインの悪化を食い止めることができ，それが病態究明の遅れをさらに悪くする要因になることがあります．これはICUの若手医師が陥りやすいピット

フォールで，鎮静・鎮痛，人工呼吸，昇圧薬，腎代替療法をはじめとする各種の対症療法でバイタルサインが維持できていると安心してしまい，肝心の原因追及と根本治療が甘くなる場面を見かけます．**対症療法によってバイタルサインの悪化を防ぐことは，原因を追求しようとする目を曇らせたり，病態増悪の発見を遅らせる作用がある**と言いかえてもよいでしょう．これらの思い込みや不注意にどのように対処したらよいでしょうか．

第一は，**見逃せば致死的な病態は完全に除外されるまで自分の頭のなかの鑑別診断リストから削除しないという習慣をつける**ことです[※1]．第二は，他人の見解の利用に際しての習慣づけです．すなわち，**積極的に他人の声に耳を澄ませ，他人の意見を求める習慣**[※1]，その一方で**他人の見解を鵜呑みにせず自分で調べ考える習慣**[※2]をつけることです．第三は，もしそれによって**診療方針が変わり患者予後に大きく影響を与えるなら，徹底的に診断を追求する**[※3]という習慣付けです．例えば，重症患者であるという制約があっても，必要があれば侵襲的検査に対する閾値を低くしておくことなどです．

残念なことに，これらはいずれも個人レベルの対処法です．鑑別診断を真面目に考える癖があるか，他人の意見を疑えるか，聞く耳をもつか，原因を追求しようと熱心になるか，そして，それらの材料を土台に決断できるか否かは，個人の資質や教育に大きく依存しています．残念ながらシステムの改善のみでは，これらの"思い込み"や"引きずられ"に対する効果的な対応は難しいでしょう．その一方で，このような医療者の意思決定に関する総論的かつ実践的な教育は依然として普及していないようにみえます．

※1：Case 9（p.122）参照　　※2：Case6「M&Mを終えて Dr.讃井の一言」（p.88）参照
※3：Case 4（p.63）参照

参考文献

1) Adams, S. D. & Mercer, D. W.：Fulminant Clostridium difficile colitis. Curr Opin Crit Care, 13：450-455, 2007
2) Carignan, A. et al.：Risk of Clostridium difficile infection after perioperative antibacterial prophylaxis before and during an outbreak of infection due to a hypervirulent strain. Clin Infect Dis, 46：1838-1843, 2008
3) Jaber, M. R. et al.：Clinical review of the management of fulminant clostridium difficile infection. Am J Gastroenterol, 103：3195-3203；quiz 3204, 2008
4) Cohen, S. H. et al.：Clinical practice guidelines for Clostridium difficile infection in adults：2010 update by the society for healthcare epidemiology of America（SHEA）and the infectious diseases society of America（IDSA）. Infect Control Hosp Epidemiol, 31：431-455, 2010
5) Gerding, D. N. et al.：Clostridium difficile-associated diarrhea and colitis in adults. A prospective case-controlled epidemiologic study. Arch Intern Med, 146：95-100, 1986
6) Lamontagne, F. et al.：Impact of emergency colectomy on survival of patients with fulminant Clostridium difficile colitis during an epidemic caused by a hypervirulent strain. Ann Surg, 245：267-272, 2007
7) Teasley, D. G. et al.：Prospective randomised trial of metronidazole versus vancomycin for Clostridium-difficile-associated diarrhoea and colitis. Lancet, 2：1043-1046, 1983
8) Dallal, R. M. et al.：Fulminant Clostridium difficile：an underappreciated and increasing cause of death and complications. Ann Surg, 235：363-372, 2002
9) Jobe, B. A. et al.：Clostridium difficile colitis：an increasing hospital-acquired illness. Am J Surg, 169：480-483, 1995
10) Synnott, K. et al.：Timing of surgery for fulminating pseudomembranous colitis. Br J Surg, 85：229-231, 1998
11) Morris, J. B. et al.：Role of surgery in antibiotic-induced pseudomembranous enterocolitis. Am J Surg, 160：535-539, 1990

M&Mケースカンファレンス～重大事例から学ぶ

感 染

Case 11
抗菌薬 de-escalation 後の VAP の増悪

石岡春彦

■ はじめに

抗菌薬の de-escalation は，**人工呼吸器関連肺炎（ventilator-associated pneumonia：VAP）**のスタンダードな治療戦略です．しかし，現場では，疫学的知識や微生物学的検査結果の慎重な解釈，重症度への配慮などを総合した判断が必要です．

カンファレンス参加者
（司会）司会者（集中治療専門医）　（発表者）プレゼンターM（後期研修医）　（初 期）初期研修医A
（後 期）後期研修医B　（集 中）集中治療専門医C　（感染症）感染症専門医D

Conference

症 例

症例：38歳男性．VAP加療中

現病歴

維持透析療法を開始して1年程度経過した38歳男性．夜間に突然腹痛を自覚したため，救急車を要請し，当院に搬送された．大動脈造影CTで，急性大動脈解離（Stanford B），および後縦隔からの右胸腔内穿破と診断した．厳格な血圧・脈拍管理による保存的療法を行う方針とし，気管挿管のうえ，人工呼吸管理を開始した．また，持続的血液透析濾過（continuous hemodiafiltration：CHDF）を導入した．第5病日の夜から間欠的に発熱が出現した．第6病日の朝，急速に呼吸状態が悪化したため，FiO_2を0.6から1.0へと変更した．そのとき，PEEP 18 cmH_2O，P/F比は85であった．胸部単純X線写真では右上中肺野を主体に透過性が低下していた（図1）．VAPを考え，ただちに気管支肺胞洗浄（bronchoalveolar lavage：BAL）を行い，検体を採取した．さらに血液培養2セット採取の後，経験的（エンピリック）にピペラシリン・タゾバクタムおよびバンコマイシンの投与を開始した．以後酸素化は徐々に改善し，第9病日にFiO_2 0.5，PEEP 18 cmH_2Oの設定でP/F比は140となった．同日，第6病日に提出したBAL検体の定量培養および薬剤感受性検査の結果を得た（表1）．菌量からMethicillin-resistant *Staphylococcus aureus*（MRSA）は定着と判断した．前記二剤

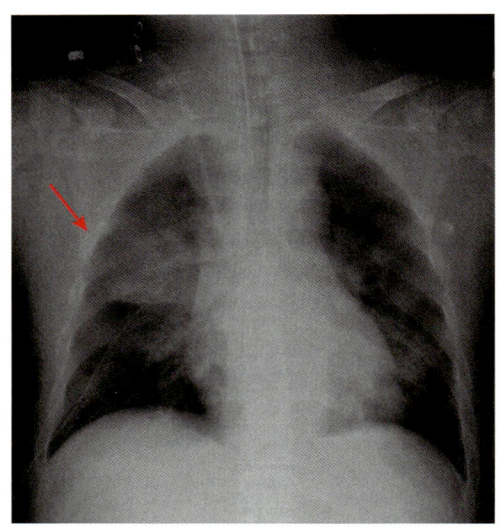

図1 第6病日の胸部単純X線写真

表1 微生物学的検査結果

同定結果		
番号	菌名	菌量
No. 1	Klebsiella pneumoniae	10^7 cfu/mL
No. 2	Methicillin-resistant Staphylococcus aureus	10^3 cfu/mL
感受性結果				
薬剤名	No. 1		No. 2	
ペニシリンG			R	≥0.5
オキサシリン			R	≥4
アンピシリン	R	≥32		
アンピシリン・スルバクタム	S	8		
セファゾリン	S	≤4	R	8
セフォタキシム	S	≤1		
セフェピム	S	≤1		
イミペネム・シラスタチン	S	≤1	R	≤1
ゲンタマイシン	S	≤1	I	8
レボフロキサシン	S	≤0.25	R	≥8
エリスロマイシン			S	≤0.25
クリンダマイシン			S	≤0.25
バンコマイシン			S	≤1

S：感受性，I：中間，R：耐性

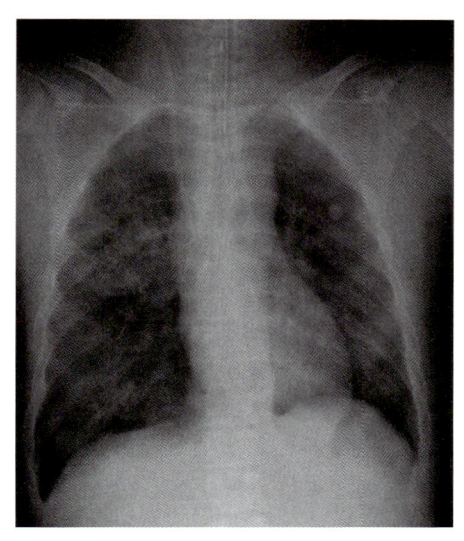

図2 第11病日の胸部単純X線写真
両肺びまん性に浸潤影を認める

を中止し，*Klebsiella pneumoniae*を標的としてセファゾリンを開始した．第11病日，FiO$_2$ 0.7，PEEP 18 cmH$_2$Oの設定でP/F比は90となり，呼吸不全は再び増悪した．

既往歴
高血圧症，高血圧性腎症，末期腎不全・慢性透析療法（CKD G5D）

生活歴・嗜好・アレルギー
ギャンブラー，喫煙10本/日，飲酒なし

内服歴
アゼルニジピン，ロサルタン，エナラプリル，沈降炭酸カルシウム（入院後すべて中止）

当日朝の検査所見
WBC 21.42×10^3/μL ↑，Hb 7.5 g/dL ↓，Plt 144×10^3/μL ↓
PT-INR 1.24，APTT 34.0秒，fibrinogen 311 mg/dL
TP 4.1 g/dL ↓，Alb 1.5 g/dL ↓，T-Bil 1.0 mg/dL，AST 17 IU/L，ALT 7 IU/L，LDH 271 IU/L ↑
Na 130 mEq/L ↓，K 4.5 mEq/L，Cl 99 mEq/L，Ca 7.6 mg/dL ↓，P 4.0 mg/dL，BUN 54 mg/dL ↑，Cr 3.93 mg/dL ↑
ABG pH 7.357，PaCO$_2$ 40.6 Torr，PaO$_2$ 63 Torr，HCO$_3^-$ 22.3 mEq/L

経過
同日（第11病日），胸部単純X線（**図2**）ならびに胸部造影CTを撮影した．CT上両肺にエアブロンコグラムを伴う浸潤影およびスリガラス影を認め，VAPの増悪および急性呼吸促迫

症候群（acute respiratory distress syndrome：ARDS）と判断した．BALを実施したが，検体のグラム染色は陰性であった．抗菌薬をセファゾリンからセフェピムに変更した．また，MRSAに対してリネゾリドを追加した．第13病日，シプロフロキサシンを追加した．第14病日からP/F比は上昇に転じた．同日，BAL検体の培養結果を得た．第18病日，FiO_2 0.4，PEEP 20 cmH_2O の設定で，P/F比は250となった．第21病日，気管切開を施行した．その後急速に回復し，第28病日，リハビリ目的で転院となった．

何が起きたか？

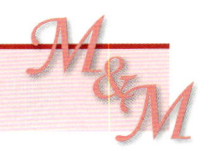

司会：本日は，E大学附属病院からコメンテーターとして感染症専門医のD先生が参加されていますので，有意義なディスカッションができると思います．D先生よろしくお願いします．

感染症：よろしくお願いします．

司会：それでは，この症例の問題点について，意見や質問などありますか．

集中：議論すべき問題は，VAPの治療中に呼吸不全が再び増悪したということですね．

発表者：はい．エンピリックに抗菌薬を開始した後は，臨床的に改善していると評価していました．分時換気量も呼吸回数も少しずつ減少し，酸素必要量も低下していましたから．ところが，抗菌薬のde-escalationを行った後まもなくして，酸素化が悪化しました．

感染症：確認ですが，この呼吸不全の増悪の時期に，hospital-acquired infection（医療関連感染）の基本的なワークアップはなされていましたか．

発表者：血液培養は2セット再検しましたが，結局陰性でした．透析カテーテルは入れ替えを行っています．尿道カテーテルは挿入しておらず，下痢も静脈炎の所見もありませんでした．

司会：**肺炎の治療がうまくいかないときに，肺外の感染フォーカスを除外するのは基本**ですね[1]．

集中：VAPのほかに，呼吸不全の原因としてあげられる鑑別診断はありませんでしたか．

発表者：胸部造影CTでは，肺膿瘍や膿胸への進展を示唆する所見は認めませんでした．肺塞栓もない．心エコー上，心機能は終始良好でした．VAPそのものの再増悪と考えました．

感染症：胸部単純写真を比較すると，右上葉の陰影が改善する一方で，新しい陰影が広範に出現しているように見えます．初回のエピソードとはまた別の感染イベントが起きているようにもとれますが．

発表者：そうかもしれませんし，ARDSなのかもしれません．

感染症：この辺りは解釈によりますね．確定するのも難しいので，とりあえずひっくるめてVAPの治療不良としておきましょうか．とにかく，この問題はde-escalationによってもたらされたのではないかと．

発表者：そうです．

後期：そもそもVAP発症前の人工呼吸器設定もPEEP 18 cmH_2O，FiO_2 0.6とあまり良くなかったようですが．

発表者 確かに，第4病日はこの設定で，PaO_2 97 Torr，P/F比162と酸素化は良くありませんでした．これは大動脈解離に伴う高度の炎症を背景とした急性呼吸不全と考えていました．しかし，その後に解離の進行はなく，原疾患のコントロールはできていたと思います．

司会 ここまでのディスカッションでは，VAP治療不良の原因となる肺外感染症や非感染性の問題を除外したというところですね．では，何が起きたかを簡潔にまとめてください．

何が起きたか？ 〜まとめ

大動脈解離後の人工呼吸管理下にある男性が，
・VAPを発症したため，エンピリックな抗菌薬治療を開始した．
・抗菌薬のde-escalationを行った後から呼吸不全が増悪した．

なぜ起きたか？ 今後どのようにすべきか？

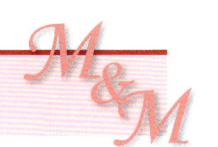

司会 治療不良の原因をつきつめるためには，VAPの治療戦略に焦点を当てていくべきでしょうね．本題のde-escalationに入る前に，まずエンピリックな抗菌薬は適切だったのか，それでは，研修医の誰か，A先生（**初期**），どう思いますか．

❶ エンピリックな抗菌薬の治療戦略

（初期） ピペラシリン・タゾバクタムで緑膿菌も嫌気性菌もカバーしているので，スペクトラムは十分広く，適切だと思います．この時点でバンコマイシンが必要なのかは，よくわからないですけど．

（後期） VAPの原因微生物の疫学はどんなものなのでしょうか．

（感染症） ご存じの通り，挿管してから96時間以上経過した後に発症した場合，耐性菌の関与は増加します．海外からはさまざまなデータが報告されています[2〜4]．代表的な研究の1つから分離菌に関するデータを引用してみましょう（**表2**）．原因微生物のなかでMRSAは大きな比重を占めています．

（初期） では，MRSAはルーチンにカバーした方がよいということですか．

（感染症） **施設の分離頻度を参考にしながら，症例ごとに判断する**必要があると思います．例えば，先行する抗菌薬暴露歴や入院期間は，代表的な耐性菌のリスクファクターです[5]．

（後期） 下気道から採取した検体のグラム染色も重要な判断材料になりますよね．

（感染症） このときの鏡検は，GNR 3＋という結果でした．**グラム染色は，陰性的中率が高いので，検査が陰性の場合にVAPを除外するのには有用です**．しかし，検査が陽性の場合，観察された

表2 VAPの発症時期と病原微生物の分離頻度

菌名	分離数（%）	
	VAP早期発症例 （挿管後0～4日）	VAP後期発症例 （挿管後5日以上）
グラム陽性菌		
Methicillin-susceptive *Staphylococcus aureus*	12 (18.75)	24 (7.19)
Methicillin-resistant *Staphylococcus aureus*	8 (12.50)	63 (18.86)
Streptococcus pneumoniae	4 (6.25)	4 (1.20)
グラム陰性菌		
Enterobacter species	1 (1.56)	8 (2.40)
Escherichia coli	2 (3.13)	13 (3.89)
Klebsiella pneumoniae	1 (1.56)	7 (2.10)
Serratia marcescens	2 (3.713)	8 (2.40)
Acinetobacter species	0 (0.00)	31 (9.28)
Stenotrophomonas maltophilia	1 (1.56)	26 (7.78)
Pseudomonas aeruginosa	8 (12.50)	61 (18.26)
Moraxella catarrhalis	2 (3.13)	4 (1.20)
Hemophilus species	12 (18.75)	10 (2.99)
合計	64	334

文献2より引用

カテゴリーの微生物のみをカバーする治療に狭域化することには議論があります．鏡検所見と培養結果は必ずしも一致しないためです．鏡検所見によって，エンピリック治療の照準を合わせることは，不適切な治療を招く可能性があります[6]．

（集中）本例は，挿管5日目にVAPを発症した後期発症例で，重症度も高かった．当施設のMRSA分離頻度も決して少なくありません．今回のエンピリック治療の選択は妥当なところじゃないかと思います．培養でMRSAが分離されなければ，バンコマイシンは即座に中止することが原則ですが．

❷ 定量培養の解釈

（司会）ディスカッションを総合すると，エンピリックな治療薬は適切であっただろうということですね．ここまでの戦略は良いとして，その後のde-escalationの判断はどのように行いましたか．

（発表者）培養結果は，*K. pneumoniae* と MRSA でした．

（初期）2つの菌種が出てきたんですね．

（後　期）　菌量が大分違います．

発表者　この結果をもとに，*K. pneumoniae* を標的としてセファゾリン単独投与に変更しました．

（感染症）　非常に思い切りがいいですね．

発表者　ガイドラインには，定着と感染を鑑別する定量培養の陽性閾値は，BAL検体の場合，通常 10^4 から 10^5 cfu/mL と記載されています[5]．本症例の定量培養結果は，MRSAは 10^3 cfu/mL でしたが，*K. pneumoniae* の値はその10,000倍以上でした．鏡検所見とも一致するため，責任微生物は *K. pneumoniae* であろうと考えたのです．これまで混合感染を経験したこともありませんでしたし，MRSAは有意な菌ではないと考えました．

（感染症）　まず一般論ですが，定量培養の閾値は，採取方法のみならず，さまざまな要因によって左右されます[5,7,8]．例えば，臨床的にVAPを強く疑う場合，閾値は低くすべきでしょう．検体採取前に抗菌薬が投与されている場合も同様です．検査前確率を考慮する必要があり，絶対視するべき基準ではありません．

発表者　10^3 cfu/mL だから違うだろうという発想はありました．

（感染症）　10^3 cfu/mL を下限とした方が，特異度をあまり落とさずに感度を高くできるとする報告もあります[8]．

司　会　定量培養の結果は，症例に応じて柔軟に解釈する必要があるでしょうね．

❸ 混合感染

（集　中）　閾値の問題もありますが，菌量の差を考慮すると，*K. pneumoniae* を原因菌と考えるのは自然だと思います．MRSAがこの時点で病態に関与していたのかはわかりません．定着であった可能性もあると思います．ただ，後々MRSAがブレイクすることを念頭において，バンコマイシンを継続しておくべきだったか．

発表者　定着菌と判断した以上，その菌をカバーする抗菌薬を継続することは de-escalation の戦略に合わないように思いますが．

（集　中）　うーん．やはり，双方とも原因微生物と考えて治療しておくべきだったか．

（初　期）　変節ですか．

（後　期）　実際のところ，VAPにおける混合感染はどのくらいの頻度で起こるものなのでしょうか．

（感染症）　複数菌の検出を示す報告は多数あります[9〜13]．いずれの報告でも，採取方法ごとの定量培養の閾値を超えた場合，有意な原因微生物とみなされています．これらのデータをもとに，**混合感染（polymicrobial infection）は，だいたい13〜40％と考えられています**[14]．

発表者　そんなに頻度が高いとは思っていませんでした．

（感染症）　実際のところ，これらの報告は，閾値以上に培養された微生物が複数あったということを示しているだけです．それら微生物のおのおのがどのように病態に関与しているのかは十分に議論されていません．結局，混合感染の正体はいまだ解明されていないというのが実情だと思います．

（集　中）　なるほど．

（感染症）症例に戻ってみましょう．C先生（（集中））がコメントしたように，今回のVAP発症に当初から2種類の細菌が関与していたと言っていいのかはわかりません．しかし，臨床的な対応としては，その可能性も考慮しておく必要があったと思います．ガイドラインにも，VAPに複数菌が関与する可能性について注意を喚起する内容が記載されています[5]．もちろん，培養で分離されてこない微生物まで常に考慮すると，de-escalationができなくなってしまいますし，de-escalationが有効な治療戦略である可能性は研究によって示されつつあります[2,15]．ただ，**VAPにおいて混合感染という病態は少なくないのかもしれない**ということは認識しておいた方がよいと思います．そして，定量培養で閾値に達した微生物は，複数であれ，治療対象として想定する必要があると思います．MRSAがVAPのメジャーな原因微生物であるという疫学的背景も考慮すると，今回の症例では，10^3 cfu/mLを細菌学的陽性閾値として，MRSAも治療対象とするのが確実であったと思います．

（初期）1つ質問があるのですが，de-escalationの際には重症度も考慮すべきではないかと思います．定量培養の結果が，*K. pneumoniae*とMRSAの病態への寄与を示しているとはいえ，重症例では確実な改善が得られていると判断できるまで抗緑膿菌カバーも継続しておいた方がよいのではないでしょうか．

（感染症）最適治療への移行タイミングに関する問題提起ですね．**重症度への配慮は重要なポイントで，症例ごとに臨床判断すべきところと思います**．本症例の場合は，抗菌薬の前投与のない状況下で気管支鏡によって検体が採取されています．この検体の定量培養結果は信頼性が高いと思いますので，緑膿菌カバーの継続は不要と考えます．

❹ その後の展開

（司会）臨床像が悪化した後の展開について少し説明をお願いします．最も肝心な2回目の培養結果についての情報も提示されていませんしね．

（発表者）すいません．VAP増悪後（第11病日），抗緑膿菌カバーを再開すると同時に，抗MRSA薬を追加しました．その後，BAL検体からはMRSAが分離され，定量培養では10^4 cfu/mLでした．

（集中）MRSAを原因とする増悪であり，MRSAのカバーを外したことによって起こったイベントと考えて矛盾はなさそうだということですね．

（発表者）はい．

（後期）これは，初回のエピソードが*K. pneumoniae*によるVAP，2回目の増悪がMRSAによる**superinfection（重複感染）**とも考えられないでしょうか．

（感染症）ややこしいので避けていた話題ですね．実は，本症例はpolymicrobial infectionだったのか，superinfectionだったのか，という議論に集約されていくのではないかと思います．super-infectionとは，初回のVAPが改善した後に新規の感染を発症する病態をいいますが，それにしてはMRSAは初めからいたじゃないかというあたりで，どちらかわかりづらいのですね．ただ，いずれの病態であっても，de-escalationを行う時点での判断は変わらないと思います．

（司会）わかりました．この話題をこれ以上詰めるのは難しいので，このくらいにとどめておきましょう．

|発表者| リネゾリド開始後の経過はおおむね順調でした．

|（後期）| 増悪時になぜバンコマイシンではなく，リネゾリドを投与したのでしょうか．

|司会| B先生（（後期））がまた興味深いところを突いてきましたが，時間の関係上議論する余地がないので，終了後個別に話しましょうか．

|発表者| 少しだけ触れておきますと，施設によっては，バンコマイシンの血中濃度測定結果が迅速に得られないことがあります．その場合，CHDF施行中のトラフ値の維持は容易ではありません．今回はそのような理由でリネゾリドを選択しました．

|（感染症）| ZEPHyRトライアルの結果をどう考えるかというもっと根本的な問題もありますが，ルーチンにリネゾリドを使うべきというコンセンサスはまだないと思います[16]．

|司会| そろそろまとめに入りましょうか．

|発表者| はい．

なぜ起きたか？ ～まとめ

- 定量培養の結果を解釈するのに十分な知識と経験が不足していた．
- VAPにおける混合感染の可能性に対する認識が欠如していた．
- その結果，MRSAを定着と判断し，抗MRSA薬を中止したことで，VAPが再増悪した．

今後 どうすべきか？ ～Take Home Message～

- 下気道から採取した検体の培養結果は，臨床的な情報も参考にして解釈する．
- VAPでは，混合感染が少なくないと考えられていること，MRSAはメジャーな原因微生物であることなどの疫学的知識を押さえておく．
- de-escalationは，疫学的知識や定量培養の結果，重症度などの臨床的な情報も合わせて総合的に判断する．

M&Mを終えて Dr.讃井の一言

外部コメンテーターを最大限利用するには

M&Mカンファレンスの開催に際して，重大事象に特殊な病態が関与すると考えられ自施設にふさわしい専門家がいない場合には，外部コメンテーターを招聘するとよいでしょう．専門家として優れたエキスパートオピニオンを提供してくれるはずです．これが外部コメンテーターの効果の第一です．

外部コメンテーターには実はもう1つ効果があります．外部コメンテーターは，カンファレンス中に「なぜそのタイミングでその検査をしたのですか／しなかったのですか」「なぜその予防法を行ったのですか／行わなかったのですか」などの"自施設のプラクティスに対する純粋な疑問"を提示してくれることがあります．そのとき，自施設の誰もが「なぜなんだろ

う，昔からの習慣としか答えようがない」と答えに窮することも少なくありません．**外部コメンテーターに言われてはじめて，自施設内で自分たちが意識せずに醸成したやり方，しきたり，文化があること，それが自分たち独特なものであることやその不合理さに気づかされることがあるのです**．この気づきの効果が外部コメンテーターによる第二の効果です．

しかし，外部コメンテーターにポテンシャルを最大限発揮してもらうためには，外部コメンテーターにもあらかじめ症例を提示して準備をしてもらう必要があります．これは，他科・他部門スタッフを呼ぶ場合と同様ですね※．ときに参加者が外部コメンテーターによるエキスパートオピニオンを盲目的に追従してしまう場合や，逆に「所詮他施設の（あるいは文献上の）意見でしょ」と耳を閉ざしてしまう場合もあり，**招聘する側にも賢い外部コメンテーターの使い方が求められる**でしょう．

※：Case 5「M&Mを終えて Dr.讃井の一言」(p.77) 参照

参考文献

1) Ioanas, M. et al.：Causes and predictors of nonresponse to treatment of intensive care unit-acquired pneumonia. Crit Care Med, 32：938-945, 2004
2) Weber, D. J. et al.：Microbiology of ventilator-associated pneumonia compared with that of hospital-acquired pneumonia. Infect Control Hosp Epidemiol, 28：825-831, 2007
3) Kollef, M. H. et al.：Clinical characteristics and treatment patterns among patients with ventilator-associated pneumonia. Chest, 129：1210-1218, 2006, Erratum in：Chest, 130：308, 2006
4) Jones, R. N.：Microbial etiologies of hospital-acquired bacterial pneumonia and ventilator-associated bacterial pneumonia. Clin Infect Dis, 51 Suppl 1：S81-87, 2010, Review. Erratum in：Clin Infect Dis, 51：1114, 2010
5) American Thoracic Society：Infectious Diseases Society of America. Guidelines for the management of adults with hospital-acquired, ventilator-associated, and healthcare-associated pneumonia. Am J Respir Crit Care Med, 171：388-416, 2005
6) O' Horo, J. C. et al.：Is the Gram Stain Useful in the Microbiologic Diagnosis of VAP? A Meta-analysis. Clin Infect Dis, 55：551-561, 2012
7) Baker, A. M. et al.：Decision making in nosocomial pneumonia. An analytic approach to the interpretation of quantitative bronchoscopic cultures. Chest, 107：85-95, 1995
8) Timsit, J. F. et al.：Reappraisal of distal diagnostic testing in the diagnosis of ICU-acquired pneumonia. Chest, 108：1632-1639, 1995
9) Rello, J. et al.：Incidence, etiology, and outcome of nosocomial pneumonia in mechanically ventilated patients. Chest, 100：439-444, 1991
10) Markowicz, P. et al.：Multicenter prospective study of ventilator-associated pneumonia during acute respiratory distress syndrome. Incidence, prognosis, and risk factors. ARDS Study Group. Am J Respir Crit Care Med, 161：1942-1948, 2000
11) Fagon, J. Y. et al.：Nosocomial pneumonia in patients receiving continuous mechanical ventilation. Prospective analysis of 52 episodes with use of a protected specimen brush and quantitative culture techniques. Am Rev Respir Dis, 139：877-884, 1989
12) Bryan, C. S. & Reynolds, K. L.：Bacteremic nosocomial pneumonia. Analysis of 172 episodes from a single metropolitan area. Am Rev Respir Dis, 129：668-671, 1984
13) Torres, A. et al.：Diagnostic value of quantitative cultures of bronchoalveolar lavage and telescoping plugged catheters in mechanically ventilated patients with bacterial pneumonia. Am Rev Respir Dis, 140：306-310, 1989
14) Chastre, J. & Fagon, J. Y.：Ventilator-associated pneumonia. Am J Respir Crit Care Med, 165：867-903, 2002
15) Masterton, R. G.：Antibiotic de-escalation. Crit Care Clin, 27：149-162, 2011
16) Alaniz, C. & Pogue, J. M.：Vancomycin Versus Linezolid in the Treatment of Methicillin-Resistant Staphylococcus aureus Nosocomial Pneumonia：Implications of the ZEPHyR Trial. Ann Pharmacother, 46：1432-1435, 2012

M&Mケースカンファレンス～重大事例から学ぶ

血液・凝固

Case 12
脳外科術後の肺血栓塞栓症

笹渕裕介

■ はじめに

肺血栓塞栓症（pulmonary embolism：PE）は術後合併症として重要です．迅速な診断と治療が必須ですが，症状は非特異的であり診断に苦慮する場面が少なくありません．

カンファレンス参加者

- **司会** 司会者（集中治療専門医）　**発表者** プレゼンターM（後期研修医）　**初期** 初期研修医A
- **後期** 後期研修医B　**麻酔系** 麻酔科系集中治療専門医C　**循内科** 循環器内科専門医D
- **脳外科** 脳外科専門医E　**心外科** 心臓外科専門医F

Conference

症例

症例：66歳女性．心肺停止

現病歴

高血圧の既往のある66歳女性が左皮質下出血に対して開頭血腫除去を行った．術後右上下肢の麻痺（manual muscle testing：MMT 2程度）を認め術後第2日より理学療法を含む各種リハビリテーションを開始し，術後第7日から食事開始，術後第8日には上肢の筋力はMMT 4，下肢は3程度まで回復した．術後第9日から発熱，酸素化の悪化，白血球増加を認め，誤嚥のエピソードもあったことから誤嚥性肺炎を疑い抗菌薬治療が開始された．

術後第11日車椅子へ移動した際に酸素化のさらなる悪化と呼吸困難を訴えたため脳外科医よりICUスタッフへ連絡があった．ICUスタッフが病棟へ到着した際には心肺停止の状態で，脳外科医師によって蘇生が開始されていた．心エコーで右心系に浮遊血栓が見えたので，すぐに心臓カテーテル検査室に搬送し，そこで静脈-動脈体外式膜型人工肺（venoarterial extracorporeal membrane oxygenation：VA-ECMO）を導入，ICUに入室となった．VA-ECMO開始までに45分を要した．造影CTで，PEの診断が確定し，また血栓が麻痺側である右下肢の膝より末梢に確認できた．

既往歴
高血圧

生活歴・嗜好・アレルギー
脳出血発症前は日常生活動作は自立
飲酒・喫煙なし
アレルギーなし

内服歴
アムロジピン（ノルバスク®），ロサルタン（ニューロタン®）

検査所見（当日朝）
WBC 13,600/μL↑，Hb 11.5 g/dL，Ht 36.8％，Plt 42.8/μL
Na 138 mEq/L，K 3.9 mEq/L，Cl 101 mEq/L，BUN 16 mg/dL，Cr 0.59 mg/dL
血糖 166 mg/dL↑，PT-INR 1.09，APTT 23.1秒，FDP 74.4 μg/mL↑（正常値5 μg/mL以下），D-dimer 37.9 μg/mL↑（正常値1.0 μg/mL以下）

ICU入室後経過

　ICU入室時自発開眼はなく，刺激で両側ともに手を引っ込める状態．挿管中．瞳孔は2/2 mmで対光反射は迅速．造影CT上左右の肺動脈主幹部の分枝に血栓を多数認め末梢の造影が著しく不良なため，血栓摘除術を行うこととなった．術中左右の肺動脈に新鮮な血栓と器質化した血栓が混在しており可能な限り摘除した．蘇生に伴う胸骨の多発骨折により止血が困難であった．術後自己心拍出量は増加したが，術後第1日に心タンポナーデとなり再開胸止血術を行った．術後第2日には出血量は減少し，術後第5日に呼吸・循環は安定したためVA-ECMOを離脱した．ヘパリンの持続投与は術後第2日に開始し，離脱に伴っていったん中止したが，翌日から開始するとともに，ワーファリンの内服も開始した．

　経過中にPseudomonas aeruginosaによる人工呼吸器関連肺炎を合併し，人工呼吸器からの離脱が困難であった．術後第14日に気管切開を行い病棟へ転棟，病棟でリハビリを行いながら人工呼吸離脱を図り，術後第35日に人工呼吸器から離脱，術後第60日に転院となった．

何が起きたか？

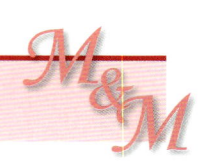

司会 B先生（**後期**）症例呈示をありがとうございました．発表者のM先生は？ あ，遅れてくる．では，発表者不在ですが，そのまま進めましょうか．それでは何が起きたか整理しましょう．まず，何か不明な点，知りたい点，確認しておきたい点はありますか？

初期 誤嚥性肺炎を疑って抗菌薬を始めた際に喀痰培養は提出されていましたか？

後期 えーっと，その時点では喀痰培養は提出していなかったようです．

（初期）誤嚥性肺炎以外に酸素化の悪化の鑑別はしませんでしたか？

（後期）えーっと．

（脳外科）食事の際にむせたということをナースから報告されましたし，リハビリしていましたし，肺塞栓のリスクは低いだろうし，その他の所見からもまず誤嚥性肺炎で間違いないと考えておりました．

（循内科）私は術後第9日に心電図上T波の異常があるということで呼ばれて，エコーを行いましたがその時点では虚血や右心の負荷所見もなく，虚血を疑わせる心電図変化ではないと判断しました．

（麻酔系）なぜ術後に深部静脈血栓予防を行っていなかったのですか？

（後期）えーっと．

|発表者| 遅れてすみません，ICUでドタバタしていたもので（本来のプレゼンター登場）．B先生ありがとう．術直後は出血が懸念されましたのでフットポンプ（間欠的空気圧迫）で予防を行っていました．術後第2日からはリハビリを行っており，深部静脈血栓のリスクは低いと考え，中止しました．実際ご自身で車椅子への移乗など可能な程度に動いていたようです．E先生（脳外科）間違いないですよね．

（脳外科）はい．

（麻酔系）心停止直前にICUスタッフへコンサルトがあったのですが，それ以前に何か心停止にいたる徴候や所見はありませんでしたか？

（脳外科）酸素化が悪いということはありました．加えて呼吸数が早いような印象をもちましたが，術後呼吸数はモニターしていませんでした．おそらく20回/分は超えていたような気がします．その他特に気になった点はありませんでした．

（循内科）ECMOを開始するまでのCPRは？

（初期）私は，そのとき心臓マッサージをしていましたが，問題なかったです．

|司会| リズムは？

|発表者| 無脈性電気活動（PEA）だったようです．

（初期）そうです．それと正確には覚えていませんがECMO開始前から大腿動脈の脈拍が触れはじめたと思います．

|発表者| 記録上は心停止後30分の段階で大腿動脈の脈拍触知という記載があります．

（後期）手術の適応はあったのでしょうか？

（心外科）ガイドライン上[1] massive pulmonary embolism（重症肺塞栓症）にあたり，開頭術後でt-PAは使いたくないですし，ECMOが必要なほど不安定な血行動態で，CT上も除去しておかないと離脱が難しいかもしれないと考えられましたし，適応と考えました．

（初期）手術前の意識は？

（後期）申し上げましたように，開眼はなかったですが…．

|司会| 手術適応，蘇生の状況など大切なポイントですが，改善できるポイントとして本日はどちらかといえば予防に重点をおきたいと思っていますので，今の話はここまでにしましょうか．

司会 M先生，何が起きたかまとめてもらえますか．

発表者 はい．本日検討すべきポイントは以下のようにまとめられると考えます．

何が起きたか？ ～まとめ

66歳女性．脳出血に対する開頭血腫除去術後の患者が，
- 術後第2日に深部静脈血栓予防を中止し，
- 術後第9日に酸素化の悪化を認めたが誤嚥と判断され，
- 術後第11日にPEによる心肺停止を起こしたため蘇生を行い，
- VA-ECMO導入後，血栓摘除術を行った．

なぜ起きたか？今後どのようにすべきか？

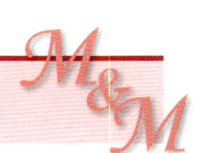

司会 ではなぜこのようなことが起きたかを検討してみましょう．M先生，まず先生の考えるポイントを示してください．

発表者 はい．私は大きくは以下の2点がこの症例において重要なポイントであると考えました．

①術後深部静脈血栓予防がなされていなかった．

②術後第9日の酸素化悪化の原因を誤嚥性肺炎と決めつけていた．

今日のカンファレンスではこの2点について詳しく検討したいと考えています．

1 深部静脈血栓予防

司会 まず深部静脈血栓予防についてですが，どなたか質問，コメントのある方いますか？

(循内科) 深部静脈血栓予防には①可能な限り早期に動かす，②フットポンプやストッキングにより静脈血流のうっ滞を防ぐ，③ヘパリンやワルファリンなどの抗凝固療法を行うという3つの方法がありますよね．この患者さんではリハビリを行っていましたが，軽いといっても右片麻痺があり，深部静脈血栓を予防するうえで十分に動けるとは考えづらく，何らかの予防策を追加すべきであったように感じますが，M先生の考えはいかがでしょうか？

発表者 はい．私も今考えるとこの患者さんに対する深部静脈血栓の予防処置は延長すべきであったと思います．メイヨークリニックの疫学調査[2]によれば，脳神経疾患あるいは麻痺を伴う患者さんの集団寄与危険割合は6.9％，つまり肺血栓塞栓症の6.9％はこれらのリスクのある患者に起こっているという結果でした．ただ，やはり出血の懸念があるため抗凝固療法はためらわれたのだと想像します[3]．E先生そうですよね．（E先生うなずく）．そもそも脳神経外科術後，深部静脈血栓の75％は1～2週以内にできるという報告[4]もあり，麻痺があるこ

（麻酔系）とを加味して少なくとも2週間，可能であればさらに期間を延長して継続すべきであったと思います．

（麻酔系）脳神経外科術後にフットポンプのみの深部静脈血栓予防を行っても深部静脈血栓を63％，肺塞栓を49％減少させる[5]という報告もありますが，この患者さんは片麻痺もあり，抗凝固療法を始めたいと私なら考えますが，いつからなら抗凝固を開始できると思いますか？

（発表者）はい．出血の懸念がなくなるのがいつか？ というのは症例によって異なるかもしれませんが，**術前からの未分画ヘパリンは安全に使用できる**[6]という報告から重大な出血を認めた[7]という報告まであり，術前からの使用はためらわれます．一方，**術後24時間以内に低分子ヘパリンを使用したRCTでは，未使用群と比べ出血性合併症に差がなかった**[8]ことから術後早期に開始できるのではないかと考えます．しかし，データが少なく脳外科医はおそるおそる抗凝固療法を行っているのが現状である[9,10]と思われます．

（後期）そもそも抗凝固はフットポンプよりも予防に有効なのですか？

（循内科）**脳神経外科術後に低分子ヘパリンは深部静脈血栓症（deep vein thrombosis：DVT）を90％，PEを67％減少させる**[9]と報告されていますので，C先生（麻酔系）のお話からも何らかの抗凝固療法を追加した方が予防効果は高いようですね．

（脳外科）しかし，実際に一度でも術後出血で再開頭が必要になった症例を経験すると，なかなかその勇気をもてない脳外科医は多いのではないでしょうか．やはり通常の手術と違ってクローズドコンパートメントですから．

（司会）ドクターの意思決定はかなり経験に左右されますからね．特に外科の先生はメスを入れる立場なので，悲惨な合併症を経験するとそれに大きく左右されやすい．その分を差し引いても，フットポンプを早期に中止したという問題点は指摘できそうですね．実際，2012年のACCPのガイドライン[11]にもPEのリスクが非常に高い患者において，十分止血が確認され，出血のリスクが減少した後には機械的な予防に薬物による予防を追加することが推奨されています（Grade2C）．現在当院にもDVT予防プロトコールがありますが，かなり大雑把で，リスクの具体的な評価法やいつまで継続すべきか明確に書かれていませんね．

続いて2つめのポイントについてお願いします．

❷ 術後第9日の酸素化悪化の原因

（司会）では術後第9日の酸素化悪化の原因について質問やコメントがある方はいますか？

（後期）PEは急性発症で徐々に悪化するという印象はないのですが，酸素化悪化は誤嚥性肺炎以外にPEであった可能性があるという意味ですか？

（発表者）PEの症状・所見は多彩かつ非特異的であり，一方，DVTのうち無症状のPEを呈する割合は32％にも達するとされています[12]．このことから疑うことが診断の第1歩であることには誰も反対しないと思いますよ．

（初期）具体的にはどのように行うのですか？

（発表者）Wells scoreおよびrevised Geneva score（表1）がPEを予測するうえでよく知られたスコ

表1 PE予測のためのrevised Genova scoreとWells score

revised Geneva score		Wells score	
因子	点数	因子	点数
患者背景		**患者背景**	
65歳以上	+1		
DVTあるいはPEの既往	+3	DVTあるいはPEの既往	+1.5
1カ月以内の手術あるいは骨折	+2	4週以内の手術あるいは3日以上のベッド臥床	+1.5
治療を要する悪性疾患	+2	6カ月以内の悪性疾患の治療歴あるいは緩和	+1
症状		**症状**	
片側性の下肢の疼痛	+3		
喀血	+2	喀血	+2
所見		**所見**	
心拍数		心拍数	
75〜94回/分	+3	>100回/分	+1.5
>95回/分	+5		
下肢深部静脈の把握痛,片側性の浮腫	+4	下肢の腫脹や把握痛などのDVTの症状	+3
		その他	
		臨床的にPEよりも疑わしい鑑別がない	+3
臨床的な疑わしさ		**臨床的な疑わしさ**	
軽度	0〜3	軽度	<2
中等度	4〜10	中等度	2〜6
高度	11〜	高度	>6

文献13より転載

アリングです.European Society of Cardiology(ESC)のガイドライン[13]ではこれらのスコアリングの使用を推奨しています.カルテの記載が不十分であるため断定的なことは言えませんが,どちらのスコアリングを用いても,この患者さんは術後第9日の時点で少なくとも中等度の疑いに分類されます.

司会 ということは術後第9日の時点でPEを診断あるいは除外するための追加の検査を行う必要があったかもしれませんね.

発表者 はい.この時点で何かしらの検査を行っておけば心停止にいたる前に診断・治療が行われていた可能性があったかと思います.術中所見で新鮮な血栓と器質化した血栓が混在していたことからも術後第9日の酸素化の悪化の原因としてPEの関与が示唆されると思います.

(後期) 診断のためにリスクによってどのような検査を追加すればよいのですか?

発表者 Prospective Investigation of Pulmonary Embolism Diagnosis II(PIOPED II)trial[14]では造影CTによる診断の感度は83%,特異度は96%でした.その他に肺換気血流シンチ

グラフィー，肺血管造影，経胸壁心エコー，D-dimerなどがあります．

［司会］ 今日は何が起きたか/なぜ起きたかを検討する場ですので，診断方法について詳しいことが知りたい方はガイドラインを読んでいただくとして，そのほか質問やコメントのある方はいらっしゃいますか？

（循内科） 術後第9日に呼吸状態が悪化した時点でエコーの依頼を受けたのですが，右心負荷所見はありませんでした．ただ，そのときは主として左心機能評価と虚血の除外をしただけでした．通常であれば病歴もきっちり聞くのですが，ほかにコンサルトがいくつも重なっていたうえに緊急カテーテルの応援に呼ばれて…．

（麻酔系） **ほかに明らかな原因のない呼吸器症状を呈した場合"PEを常に頭の片隅におく"ということが臨床を行ううえで鉄則**ですね．この患者さんの場合もちろん本当に誤嚥性肺炎であったかもしれませんが，確認せずに誤嚥性肺炎であると思い込んでしまったのが反省すべき点ではないかと思います．

［司会］ はい．ではその他検討すべきポイントなど思いつく方はいますか？

❸ もう少し早い段階で気づくことができなかったか？

（麻酔系） 最近ではRapid Response System（RRS）などを作り，患者さんが心停止等の致死的な状態に至る前に対応しようとする病院もありますが，今回の症例ではそういったチームがあることでこのような転帰を予防し得たと思いますか？

［司会］ C先生，RRSをご存知ない方のために簡単にご説明をお願いします．

（麻酔系） はい．RRSは状態の悪化した患者さんの安全を向上させるという目的をもったチームであるといえます[15]．従来のコードブルーやハリーコールなどと呼ばれるコードチームへの緊急連絡は患者さんが心停止や呼吸停止に至ってから行われますが，**RRSは，院内に専門のチームが存在し，心停止や呼吸停止に至る以前の早い段階で頻脈，頻呼吸，血圧低下などのバイタルサインの悪化を捉えてチームがコールされ，早期に介入することによって心停止や予期しない死亡などの重篤な合併症を防ぐ**というものです（表2）．ちなみに，RRSは通常，ドクターの関与が深いMedical Emergency Team（MET）とコメディカル主体のRapid Response Team（RRT）に分けられ，RRSはその総称ですね．

［司会］ はい，C先生ありがとうございます．M先生，RRSについて何かコメントありますか？

［発表者］ はい．RRSがあれば介入できた場面が2度あったのではないかと思います．最初は術後第9日に酸素化が悪化したときです．次の場面は，心停止する当日に呼吸数が早いと気づかれていた時点です．この2度の場面のどちらかで介入ができたかもしれません．

［司会］ わかりました．この症例ではこのあと*Pseudomonas aeruginosa*による人工呼吸器関連肺炎を合併したようですが，今日は時間の関係上一番大きな問題でないところは割愛させていただきましょう．D先生（**循内科**），E先生，何かコメントございますか？

（脳外科） 外科医一般にいえることですが，手術自体には皆興味があって各分野で進歩は著しいのですが，それ以外の管理となるとどうしても慣習でやってきたことを踏襲しがちです．正直勉強になりました．科に持ち帰って検討したいと思います．ありがとうございました．

表2　RRTと従来のコードチームとの違い

特徴	従来のコードチーム	RRT
チームを呼ぶ基準	脈・血圧が測定できない．呼吸努力がない．刺激に対し無反応	血圧低下，頻脈，呼吸窮迫，意識の変化
チームの評価・治療対象	心停止，呼吸停止，気道閉塞	敗血症，肺水腫，不整脈，呼吸不全
チーム編成	麻酔科医，集中治療医，内科病棟医，ICUナース	集中治療医，ICUナース，呼吸療法士，内科病棟医
チームの呼ばれる割合*	0.5〜5	20〜40
院内死亡率（％）	70〜90	0〜20

＊1,000入院あたり．文献15より引用

|司会| それではM先生，なぜ起きたかをまとめてください．

|発表者| はい．

なぜ起きたか？ 〜まとめ

- DVTの予防について知識が足りなかった．
  - 麻痺がある患者はリスクが高い．
  - フットポンプのみである程度の予防効果を期待できる．
  - 脳神経外科術後でも一定期間を過ぎれば抗凝固療法を選択肢に入れてよい．
- DVTおよびPEのリスクに対する認識が甘かった．
  - 特に誤嚥性肺炎の思い込みがPEの診断へ辿り着くことを閉ざしていた．
- 患者の重症化のサインを見落としていた．
  - 早期に介入できる機会があった．

|発表者| 以上となります．DVT予防やPEの疑いをもつための知識の不足，教育の不足が指摘できました．そのうえ，システムとして，もっと具体的なDVT予防プロトコールがあれば，役に立ったかもしれません．あと，**バイタルサインをチェックするときに呼吸数を測定し記録する習慣がないという問題も指摘できました．**

|循内科| それに呼吸状態が悪化した時点でコンサルトを受けたときに，ほかの仕事が重なっていなければ，もう少し十分な対応ができたかもしれません．コンサルトへの対応のシステムに関して科内で検討してみます．

|司会| 最後に，今後どうすべきかについてまとめましょう．

今後 どうすべきか？ ～Take Home Message～

- 脳神経外科術後であってもDVTのリスクを認識してその予防を行うという知識を共有する
- 院内でのDVT予防プロトコールの改変と周知を行う
- 低酸素を呈する患者さんでは常にPEを疑う
- 急変に対する早期介入のためのシステム（RRS）を院内に導入することを検討する

司会 このようにまとまりますでしょうか．まずDVT予防プロトコール改変に関しては医療安全部に私の方から提案してみますね．また，RRSについてはICUのスタッフから以前提案がありましたし，今回のM&Mカンファの結果をふまえて導入を検討すべく，プロジェクトチームを作りたいと思います．

M&Mを終えて Dr.讃井の一言

ながらカンファレンスの効果

良いM&Mを開催するには，**事実を正確に知るスタッフに出席してもらい**，適確な証言をえて「何が起きたか」を追求することが重要です※．したがって，そのようなメンバーが出席できるようにうまくスケジュールを調整する必要があります．

しかし，カンファレンスが始まる直前になってICUで不測の事態が勃発することが（しばしば）ありますし，外科系のドクターの場合には手術のためにどうしても抜けられないこともあります．このような不測の事態を極力減らす工夫として**早朝に開催する**のも一法です．ただし複数科にまたがって行う場合やコメディカルに出席してもらう場合には，早朝開催が不可能な場合も多いですよね．結果的に午後6時台や7時台に開催せざるをえないこともあるでしょう．

米国では，M&Mばかりでなくグランドラウンド（grand round：ある領域に関する教育的レクチャー．その分野の全国的なエキスパートを呼んでレクチャーしてもらうことも多い）[*]，ジャーナルクラブ，リサーチカンファレンスをはじめ多くのカンファレンス，ミーティングが行われますが，早朝か昼の時間を利用し食事をとりながらのスタイルが一般的です．午後5時に確実に帰宅するという絶対的な前提があるがゆえの効率的時間利用法の1つです．

日本でも早朝や昼食時のカンファレンスが増えればいいなと思います．もちろん，普段から1日の強制終了時刻を決めてそれに合わせてルーチーンの業務を終了し，積極的に（強制的に）帰宅する，させることを実践することと対でなければその意義が半減してしまいます．どうしてもカンファレンスの開催が夕方遅くなる場合には，発想を転換して夕食付きやその後の懇親会付きにしてもいいかもしれませんね．それはそれで思わぬ副次的コミュニケーション向上効果が期待できるかもしれません．

※：「総論：M&Mとは何か？ 良いM&Mカンファレンスのコツ」（p.19）参照

[*] Tridandapani, S. et al.: Grand rounds and a visiting professorship program in a department of radiology: how we do it. Acad Radiol, 19: 1415-1420. 2012 doi: 10.1016/j.acra.2012.08.003. Epub 2012 Sep 8. PMID: 22967860.

参考文献

1) Jaff, M. R. et al. : Management of Massive and Submassive Pulmonary Embolism, Iliofemoral Deep Vein Thrombosis, and Chronic Thromboembolic Pulmonary Hypertension : A Scientific Statement From the American Heart Association. Circulation, 123 : 1788-1830, 2011
2) Heit, J. A. et al. : Relative impact of risk factors for deep vein thrombosis and pulmonary embolism : a population-based study. Arch Intern Med, 162 : 1245-1248, 2002
3) Hirsh, J. & Hoak, J. : Management of deep vein thrombosis and pulmonary embolism. A statement for healthcare professionals. Council on Thrombosis (in consultation with the Council on Cardiovascular Radiology), American Heart Association. Circulation, 93 : 2212-2245, 1996
4) Flinn, W. R. et al. : Prospective surveillance for perioperative venous thrombosis. Experience in 2643 patients. Arch Surg, 131 : 472-480, 1996
5) Vanek, V. W. : Meta-analysis of effectiveness of intermittent pneumatic compression devices with a comparison of thigh-high to knee-high sleeves. Am Surg, 64 : 1050-1058. 1998
6) Macdonald, R. L. et al. : Safety of perioperative subcutaneous heparin for prophylaxis of venous thromboembolism in patients undergoing craniotomy. Neurosurgery, 45 : 245-252, 1999
7) Wen, D. Y. & Hall, W. A. : Complications of subcutaneous low-dose heparin therapy in neurosurgical patients. Surg Neurol, 50 : 521-525.1998
8) Agnelli, G. et al. : Enoxaparin plus compression stockings compared with compression stockings alone in the prevention of venous thromboembolism after elective neurosurgery. N Engl J Med, 339 : 80-85, 1998
9) Gnanalingham, K. K. & Holland, J. P. : Attitudes to the use of prophylaxis for thrombo-embolism in neurosurgieal patients. J Clin Nerosci, 10 : 467-469, 2003
10) Hirsh, J. & Hoak, J. : Management of deep vein thrombosis and pulmonary embolism. A statement for healthcare professionals. Council on Thrombosis (in consultation with the Council on Cardiovascular Radiology), American Heart Association. Circulation, 93 : 2212-2245, 1996
11) Gould, M.K. et al. : Prevention of VTE in nonorthopedic surgical patients : Antithrombotic Therapy and Prevention of Thrombosis, 9th ed : American College of Chest Physicians Evidence-Based Clinical Practice Guidelines. Chest, 141 : e227S-277S, 2012
12) Stein, P.D. et al. : Silent pulmonary embolism in patients with deep venous thrombosis : a systematic review. Am J Med, 123 : 426-431, 2010
13) Torbicki, A. et al. : Guidelines on the diagnosis and management of acute pulmonary embolism : the Task Force for the Diagnosis and Management of Acute Pulmonary Embolism of the European Society of Cardiology (ESC). European Heart Journal, 29 : 2276-2315, 2008
14) Prospective Investigation of Pulmonary Embolism Diagnosis II (PIOPED II) trial
15) Jones, D. A. et al. : Rapid-response teams. N Engl J Med, 365 : 139-146, 2011

M&Mケースカンファレンス〜重大事例から学ぶ　その他

Case 13 中心静脈カテーテル挿入に伴う機械的合併症

飯塚悠祐

■はじめに

ICUでは中心静脈カテーテル（central venous catheter：CVC）を挿入する機会は非常に多いですが，CVC関連合併症を最小限にする努力が必須となります．CVCを確実に挿入するためにはどのような知識，技術，経験が求められるでしょうか．

―― カンファレンス参加者 ――
司会 司会者（集中治療専門医）　**発表者** プレゼンターM（後期研修医）
初期 初期研修医A　**後期** 後期研修医B　**麻酔系** 麻酔科系集中治療専門医C
内科系 内科系集中治療専門医D

Conference

症例：84歳女性．意識障害，呼吸不全，ショック

現病歴

腹痛，嘔吐，意識障害あり，18時に救急室に搬送された．GCS E3 V3 M5　体温37.8℃，血圧106/70 mmHg，心拍数113回/分，呼吸数28回/分，SpO₂ 91％（単純酸素マスク3 L/分投与下）であった．意識障害以外に新たな神経学的な脱落症状もなく，頭部CTで異常所見を認めなかった，原因検索および循環血漿量不足の補正目的に同日20時に緊急入院となった．入院後も意識障害が遷延し，低酸素血症の進行を認めた（リザーバー付き酸素マスク10 L/分投与しSpO₂ 90％）．21時再度血液検査を施行し，白血球増多，炎症反応高値を認め，敗血症が疑われ血液培養採取後抗菌薬が開始された．翌日1時，血圧が低下しドパミンの持続投与が開始されたが，血圧の回復が悪く，呼吸状態がさらに悪化したため，3時にICUに緊急入室となった．

既往歴

脳梗塞（10年前，右不全片麻痺残存），高血圧症，関節リウマチ，骨粗鬆症，認知症（軽度）

生活歴・嗜好・アレルギー

ADLは自立しているが，移動には杖を必要とする．認知症は軽度で意思疎通は良好である．飲酒・喫煙なし．アレルギーなし

内服歴

ドネペジル（アリセプト®），アスピリン（バイアスピリン®），プレドニゾロン，アゼルニジピン（カルブロック®），ファモチジン（ガスター®），アルファカルシドール（アルファロール®），酸化マグネシウム（マグミット®）

ICU入室時身体所見

身長145 cm，体重74 kg　BMI 35
入室時　血圧：収縮期血圧60 mmHg程度，心拍数120回/分，SpO_2 87 %（リザーバーマスクで酸素15 L/分投与），呼吸回数 35回/分，体温39℃
意識：G1 V2 M4
頭頸部：特記事項なし
胸部：両肺背側でコースクラックル聴取，心音整，心雑音なし
腹部：腸蠕動音減弱，腹部膨隆
四肢：浮腫なし．末梢は冷たく，じっとりと湿潤している

検査所見（21時）

血算：WBC 23,300/μL↑，Hb 16.2 g/dL↑，Ht 48.4 %↑，Plt 169,000/μL
生化学：AST 72 IU/L↑，ALT 40 IU/L，LDH 277 IU/L，CK 220 IU/L，BUN/Cr 62/1.8 mg/dL↑，CRP 15.7 mg/dL↑，血糖90 mg/dL，PT-INR 1.6↑，APTT 50秒↑

経過

　末梢静脈よりドパミンが20 μg/kg/分で投与されていたが橈骨動脈触知せず，頸動脈の拍動ををわずかに触知できるのみであった．ICU入室直後に気管挿管した．敗血症性ショックを念頭に初期循環蘇生のために，補液を継続しつつ，右内頸静脈よりCVCを挿入する方針とした．セルジンガー法でCVCを挿入し，確認の胸部単純写真を撮影したが，CVCが右総頸動脈から大動脈弓へ挿入されていた（図1）．CVCを抜去し圧迫止血後，左内頸静脈よりCVCを再挿入した．CVCより大量補液，ノルアドレナリン投与により，血圧は上昇をみとめた．

　右頸部に対し圧迫止血を行い血腫の明らかな増大を認めなかった．ICU入室翌日に右頸部の拍動を認め，超音波検査により右総頸動脈の仮性動脈瘤が発見された（図2）．カラードップラーで仮性動脈瘤へのジェット血流流入認め，同部位を圧迫開始した．仮性動脈瘤は次第に血栓化し，5日後には流入血流が消失し，1カ月後には仮性動脈瘤は消失した．

　ICU入室時の痰培養，血液培養から大腸菌が検出され，診断はそれによる肺炎，敗血症性ショックと確定した．抗菌薬療法が奏功し，第7病日に気管切開を行い，第14病日に一般床に転棟した．

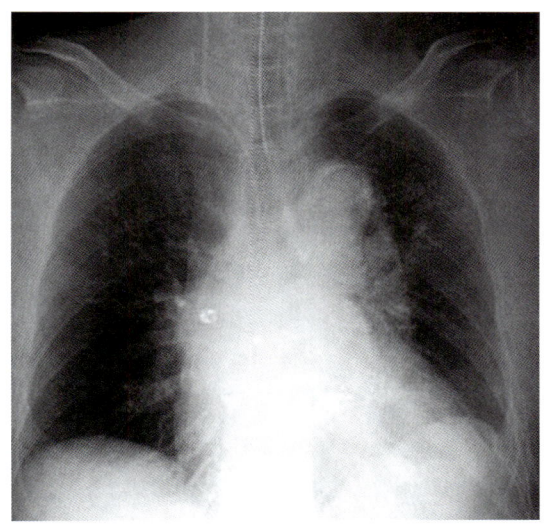

図1 右総頸動脈から大動脈弓へCVCが挿入されている

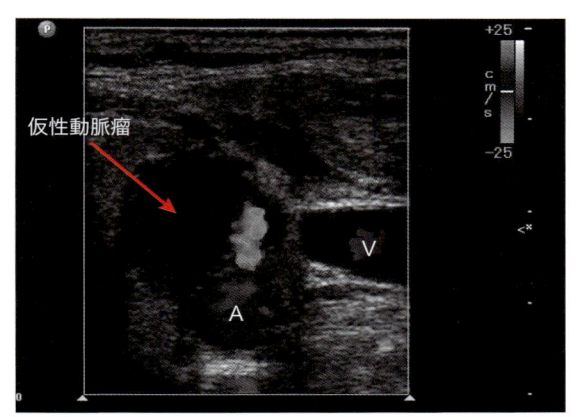

図2 総頸動脈から仮性動脈瘤へ血液が流入している
A：総頸動脈　V：内頸静脈．p.8カラーアトラス参照

何が起きたか？

| 司会 | では，ここまでで質問ありますか．

(麻酔系) CVCを挿入する時点でエコーは使用しましたか．

| 発表者 | 右内頸静脈を穿刺前にエコーで位置，走行を確認しました．リアルタイムでエコーガイド下での穿刺はしていません．

(麻酔系) 1回で穿刺に成功しましたか？

| 発表者 | なかなか本穿刺で逆血が得られず，5回以上は穿刺した記憶があります．

(麻酔系) 穿刺が難しかったようですね．CVC挿入が難しいような，患者の特徴がありましたか？　また，結果的に動脈に誤挿入になったわけですが，穿刺時，逆流がおかしいなど，普段とは違う印象がありましたか．

| 発表者 | 確かに小柄な割に肥満で，頸が短かったため，穿刺の部位は限られていました．なかなか血管に穿刺針が当たらず，焦ってしまったことを覚えています．ガイドワイヤーを挿入する際に，血液が拍動性に噴出したわけではなく，まさか動脈穿刺したとは思いませんでした．

(麻酔系) 血圧が低く，動脈血液ガスも悪かったんですよね？

| 発表者 | 収縮期で60 mmHg，SpO_2は90％前後でした．

(内科系) 3時という深夜帯での緊急入室ですが，ICUでは何人で対応したのですか．

| 発表者 | 病棟主治医の先生と，初期研修医のA先生と私の3人で対応しました．

| 司会 | ほかに確認しておくことはありますか．では発表者のM先生まとめてください．

| 発表者 | はい．

> **何が起きたか？ ～まとめ**
>
> 意識障害，敗血症性ショック，呼吸不全の患者がICUに夜間緊急入室となった．
> ・右内頸静脈にCVC挿入を試みたが穿刺が困難であった．
> ・最終的にカテーテルを留置できたが，右総頸動脈に誤挿入されていた．
> ・右総頸動脈に誤挿入されたカテーテルを速やかに抜去，圧迫し，左内頸静脈よりCVCを穿刺した．
> ・翌日に右総頸動脈の仮性動脈瘤形成を認めた．

なぜ起きたか？ 今後どのようにすべきか？

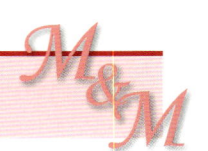

司会 ひとことで言えばCVCが右総頸動脈に誤挿入されてしまったということですね．まず，なぜ誤挿入という事態が発生したのか，考えてみましょう．

❶ CVCはどこから，どのように挿入するべきだったのか

■ CVC挿入を困難にする因子と合併症

（後期） この患者は肥満があり，頸が短いようでしたが，内頸静脈ではなく，鎖骨下静脈や，大腿静脈を選択する考えはありませんでしたか．

（発表者） 確かに頸が短い症例でしたが，今までの経験から内頸静脈の穿刺が最も自信のある手技だったので，緊急時に他の部位を選択しようと思いませんでした．

（内科系） CVC挿入を困難にする患者因子として穿刺部の異常や，肥満，循環虚脱，患者の協力が得られないなどの因子があげられています（表1）[1]．今回は，肥満，循環虚脱があてはまるで

表1　CVC挿入時の合併症発生を増加させる患者因子

・肥満
・汎血球減少
・凝固異常
・敗血症
・循環血漿量不足
・不整脈
・静脈血栓
・患者の協力が得られない
・CVCが挿入されていた同じ部位への再挿入
・放射線治療後の部位への挿入
・骨折，外傷，手術後などの解剖学的異常

文献1より引用

しょう．そもそもCVC挿入の合併症には何がありますか．A先生（初期）どうでしょう．

(初期) えーと，まずは動脈穿刺などの**機械的合併症**（mechanical）があげられます．あとは，**感染性合併症**（infectious）と，**血栓性合併症**（thrombotic）ですね．

(内科系) そうですね．CVCは，このカンファレンスでは内頸静脈，鎖骨下静脈，大腿静脈から挿入するものとしましょう．大腿静脈は，動脈穿刺など，機械的合併症が多いうえに（**表2**），カテーテル感染のリスクも高いとされるため，第一選択にはなりにくいです[2, 3]．

鎖骨下静脈が，最もカテーテル感染率・血栓形成率が低く，かつカテーテル留置の違和感が少ないとされますが，凝固異常があってもし血腫を作ると圧迫しにくい．また，この患者では低酸素血症があり，鎖骨下静脈穿刺の合併症として相対的に多い気胸を合併すると致命的になりかねません．M先生が右内頸静脈を選択したのは適切な判断であったと思います．

■ CVC挿入体位

(内科系) 体位はどうしましたか．

(発表者) 体位に関しては，最初はそのままの仰臥位で穿刺しました．しかし，穿刺に難渋したため，途中から，枕を使って下肢を挙上してもらいました．最初からトレンデレンブルグ体位（頭低位）に近い体位をとった方がよかったと思います．

(内科系) そうですね．まず何といっても**手技は，準備が大事ですね．できるだけ良い状況で穿刺した方が，間違いなく成功率が高くなります**．内頸静脈を選択したのなら，体位はしっかりトレンデレンブルグ体位を，難しければ，少なくとも下肢挙上はした方が確実にベターです．

(麻酔系) D先生（内科系）の発言で気になったのですが，内頸，鎖骨下，大腿のそれぞれの機械的合併症，感染性合併症はデータが古いですよね．感染予防策が普及し，エコーガイド下穿刺が一般的になった現代とは合わないのではないですか？[4]

(内科系) いや，でも感染率はやっぱり鎖骨下が一番低いという認識でいいと思いますよ．

(麻酔系) いや，そうでないデータもある[4]．

(内科系) でも固定性，快適性などから可能であれば鎖骨下から挿入しますし，最近はエコーガイド下鎖骨下静脈穿刺も取り入れていますし[5]．ガイドラインでは鎖骨下穿刺が推奨され，大腿を避けるべしということにかわりはないです[6]．

表2 内頸，鎖骨下，大腿静脈穿刺における機械的合併症の頻度

機械的合併症	各挿入部位での頻度（％）		
	内頸静脈	鎖骨下静脈	大腿静脈
動脈穿刺	6.3～9.4	3.1～4.9	9.0～15.0
血腫	<0.1～2.2	1.2～2.1	3.8～4.4
血胸	なし	0.4～0.6	なし
気胸	<0.1～0.2	1.5～3.1	なし
合計	6.3～11.8	6.2～10.7	12.8～19.4

文献2より引用

司会 C先生（**麻酔系**），D先生，本論と離れている議論はできるだけ控えてくださいませんでしょうか．

麻酔系 すいません．

■エコーガイド下穿刺

麻酔系 話を戻して，CVC挿入が難しそうだと予想されたわけですが，リアルタイムでエコーガイド下にCVCを挿入しようとは思いませんでしたか．

発表者 結果的に挿入が難しく失敗しているので，エコーを使った方がよかったと思いました．右内頸静脈に関しては，穿刺前にエコーで走行を確認しましたが，総頸動脈の外側を伴走しており，走行異常は認めませんでした．エコーで見る限り，確かに循環血漿量不足はありましたが，挿入した経験数も最低でも100例以上はありますし，走行異常がなかったため，自分はエコーがなくても大丈夫と考えていました．

麻酔系 そうですね．エコーの使用法は，穿刺前にエコーで動静脈の位置，走行，血栓の有無を確認し，実際のCVC挿入時には使用しない方法，また穿刺中にもリアルタイムでエコーガイド下にCVCを挿入する方法の2通りがありますね．両者とも従来のランドマーク法と比較して，高い初回成功率が報告されています[7]．また内頸静脈で**ランドマーク法とリアルタイムでエコーガイド下穿刺法を比較した場合，リアルタイムエコー群で少ない試技数で短時間により確実に成功し，かつ動脈穿刺などの機械的合併症，感染性合併率も低かった**とする報告もあります[8]．これらの報告を受け，2012年の米国麻酔学会（American Society of Anesthesiologists：ASA）のCVC挿入のガイドラインでは，特に内頸静脈を選択した場合は，穿刺前のエコーに加え，リアルタイムでエコーガイド下にCVCを挿入することが推奨されています[3]．しかし，このガイドラインには，緊急でCVC挿入となった場合にはエコーを使用できない状況もあり得ると記載されていて，エコーが使用可能な状況・環境であれば，エコーを使用した方がよいといったスタンスです．

リアルタイムでエコーガイド下にCVC挿入を行う方法は最も確実ですが，もちろんそれには，術者のエコーガイド下での穿刺経験が必須で，またエコーのプローブを清潔に扱うため，プローブカバーをスムーズに術者に渡す介助者のテクニックも必要です．今回はもしもエコーを使おうとした場合，使用できる状況でしたか．

発表者 夜中の緊急でバタバタしていました．なんとか動脈ラインはとれて，挿管後にすぐCVC挿入の準備をしたのですが，病棟主治医の先生とA先生は末梢静脈の確保で必死でした．22Gしかなかったですからね．リアルタイムでエコーガイド下に穿刺する技術はあるつもりですが，エコーのプローブ，プローブカバーを速やかに私に渡すことのできる慣れたスタッフがそのときはいませんでした．時間の短縮のため，穿刺は盲目的に穿刺しましたが，結果的にうまくいかず，時間もかかってしまいました．動脈穿刺してしまった後は，左内頸静脈を穿刺しましたが，今度はさすがに失敗できないので，A先生に手伝ってもらって，エコーのプローブを清潔に渡してもらい，リアルタイムエコーガイド下に穿刺しました．結果的に右内頸静脈よりはるかに短い時間で挿入に成功しました．

麻酔系 今回は5回以上穿刺を施行して，やっとカテーテル挿入できたと思ったら動脈穿刺だったということですね．鎖骨下静脈のランドマーク法におけるCVC穿刺の話になりますが，同一術

者によって3回以上試技（針が刺入されてから針が皮膚から離れるまでを1回とカウントしている）を要する場合は，1回もしくは2回の試技で挿入成功した症例と比較し，合併症が増加するため，2回で成功できなかったら術者を変更すべきと報告されています[9]．**穿刺の回数が増えるほど合併症が多くなるため，3回目の穿刺をする段階で，ランドマーク法による穿刺を断念し，エコーガイド下に切り替える，もしくは人を呼んだ方がよかったでしょう．**

CVC穿刺前のエコーによる静脈のチェックは時間もかからず，ICUでCVC穿刺時の必須のプラクティスとなっています．リアルタイムのエコーガイド下穿刺も慣れればむしろ迅速で安全に施行できます．今回は緊急とはいえ，穿刺が困難であると予想されているわけですから，リアルタイムでエコーガイド下に穿刺する方法を最初から選択した方がよかったと思われます．

❷ CVCを動脈へ挿入しないためには，何を確認すればいいのか

司会 では CVC 挿入時，確認のX線を撮影するまで，動脈挿入に気づけなかったわけですが，これに関してはどうでしょうか．

麻酔系 確認ですが，ガイドワイヤーを挿入する際に，穿刺針から鮮紅色の血が勢いよく，脈うつように吹き出すということはなかったわけですね．血圧，SpO_2 はさきほど確か収縮期 60 mmHg で SpO_2 は 90% と言っていましたね．

発表者 格別おかしいとは思えませんでした．やっとの思いで良い逆流を得たのでとにかく一刻も早く入れようとあせっていたのでしょう．今から考えると，あのような循環血漿量が不足しているショック状態で，良い逆流を得た時点でおかしいと考えるべきだったのでしょうね．

麻酔系 CVC が静脈内にあることを確認するには，さまざまな方法が紹介されています．**血液の色や拍動性の逆流といった一見わかりやすい指標は信頼性が低い** とされています[3]．今回の症例では低酸素血症があり，よく見るような鮮赤色ではなかった，また循環血漿量不足，ショック状態であり，拍動が弱かったことも判断を誤ってしまった要因でしょう．ダイレーターを挿入し，CVCを留置する前に，穿刺針またはガイドワイヤーが静脈内にあることを確認するには何があげられますか．B先生（**後期**）どうでしょう．

後期 エコーがすぐに使用できる状況であれば，エコーがわかりやすいと思います．ほかには，血液ガス分析，圧測定などでしょうか．

麻酔系 そうですね．**エコーを使用しているのであれば，穿刺針を通してガイドワイヤーを挿入後，ワイヤーが静脈内にあることをエコーで確認する** のが簡単でしょう．**エコー以外の確認法としては，血液ガス分析，圧測定も信頼に足る指標です．** 圧測定に関しては，正確に測定するのにはトランスデューサーなどの圧モニターが必要ですが，次のような簡単な方法もあります．

> ① ガイドワイヤー挿入後，ワイヤーに沿って18G静脈留置針外套を挿入します．
> ② ワイヤーをいったん抜去し，外套に生理食塩水を満たした20 cmほどのエクステンションチューブを接続し垂直に（上方に）持ち上げます．
> ③ 上方を大気圧に解放した場合，もしも正しく静脈内に挿入されていれば生理食塩水の液面はチューブ内を下降しますが，動脈に挿入されている場合は，生理食塩水はチューブ先端より噴き出します[10]．

（内科系）簡単で，エクステンションチューブさえあれば施行できますから，覚えておくべき手技の1つでしょう．血液ガス分析を施行する際も，同様の方法で挿入した外套から採血可能です．

（内科系）CVCが挿入された後，先端の確認方法には単純写真が推奨されていますね．また写真は，気胸，血胸などの合併症を判別するのにも有用です．今回も写真で初めてわかったようですが，単純写真の欠点はあるでしょうか．

（初期）今回の写真では，先端が大動脈弓へ向かっていたためわかったわけですが，CVC留置が浅く，先端が総頸動脈にあったら，写真で区別することは難しいのではないでしょうか．

（内科系）鋭いですね．その通りです．カテーテルの先端が浅く，正しい位置に挿入されていない場合は，末梢で動脈，静脈は伴走しているわけですから，どちらにカテーテルが入っているか判別するのは困難です．その場合は，先に話題に上った，エコー，血液ガス分析，圧測定の検査が必須です．

❸ 人的要因はなかったか

司会 今回は夜間の緊急入室でした．M先生，A先生，病棟主治医の3人で対応しましたね．ICUではM先生が中心となって，手技，治療方針の決定をしたようですが，CVC穿刺に時間がかかり，結果的に適切な治療開始が遅れてしまった可能性がありますね．どうでしょう．もう少し人手があった方がよかったですか．

発表者 病棟主治医は私と同期の後期研修医で，結果的に研修医のA先生を含めた若手3人で，余裕のない感じで対応してしまいました．日中であれば，CVCも本来はリアルタイムエコーガイド下で挿入するところを，信頼できるスタッフがたまたまいなかったために，確実性の劣る方法を選択してしまったと思います．

また，なかなかCVCが入らず，しかも動脈留置という合併症を起こしてしまったので，**CVCを入れることだけに，頭がいっぱいになってしまいました．その間，輸液負荷や，適切な抗菌薬投与など敗血症における本来の初期治療が遅れてしまった**印象は否めません．この日のICU待機当番であったC先生を呼んだ方がよかったですね．

司会 C先生がいた方が気持ちもゆとりができて，治療もスムーズにいった可能性は高いですね．これは全員にいえることですが，自分一人でやること，また自分一人でできるということが必ずしもいいことではありません．医療の第一の目的は患者のために最善を尽くす，不利益を与えないことですから，**人手が少ないために，適切な医療が行えないと感じたならば，人手を集めることを躊躇してはならない**と思います．

（麻酔系）CVCに関しても，リアルタイムエコーガイド下での穿刺の術者の技術向上はもとより，今回のように介助者の技術がないと，スムーズにいきません．シミュレーションキットによるエコープローブの無菌操作，穿刺トレーニングも有効です[11,12]．

❹ もし動脈にCVC挿入してしまった場合の方針は

司会 では動脈穿刺による合併症は何があげられますか．

|発表者| 出血，血腫形成のほかに，解離，仮性動脈瘤，動静脈瘻，血栓形成，血栓や空気による塞栓症があげられます．今回は幸いにも，脳梗塞などの神経症状は認めませんでした．

|司会| 今回は動脈穿刺による仮性動脈瘤形成という重大な合併症ができてしまいました．仮性動脈瘤の治療には，直接圧迫法のほかに，手術，血管内治療などの方法があります．今回は最も侵襲の少ない圧迫のみで動脈瘤が血栓化し，血流を認めなくなりました．CVC誤挿入後の対応には問題はなかったでしょうか．

|発表者| 7 FrのCVCであったため，すぐに抜いて5分程度圧迫止血をしました．血腫の増大がないことを確認し，A先生に引き続き圧迫をお願いしました．CVCがとれなかったことでかなり焦っていましたので，圧迫が不十分だったかもしれません．

(後期) 凝固異常や，血小板の減少はありましたか．

(初期) 血小板は169,000/μLと保たれていましたが，PT-INRが1.5と延長していました．またバイアスピリン®を内服中でした．

(内科系) では，もしも透析カテーテルやさらに外径の大きいカテーテルが誤挿入された場合はどうでしょう．

|発表者| まずは抜いて圧迫止血の時間を長くすることが重要と思いますが，太い場合は抜くのもためらわれますね．

(内科系) そうですね．**7 Fr（外径約2.3 mm）以上のカテーテルであれば，抜去せずに，外科的，血管内治療を選択した方が，合併症発生率が減少する**，という報告があります[13]．カテーテルの太さ，体表からの圧迫のしやすさ，凝固異常・血小板低下など易出血性などを考慮しなければいけませんが，抜去したあとの止血が困難である懸念があるのであれば，まずはそのまま留置しておいて血管外科を呼ぶべきでしょう．**動脈損傷が疑われれば造影検査などの画像検査を追加します．また最低でも24時間は血腫の増大がないか，脳梗塞などの神経学的異常がないか，経過をフォローする必要があります．**

(麻酔系) 今回は当初から血腫が存在していましたが，仮性動脈瘤を確認したのは，24時間以上経過してからでした．血腫があったわけですから，動脈損傷を疑って注意深くみていれば，もっと早く発見できたでしょう．フォローが不十分だったかもしれません．

|司会| ではM先生，なぜ起きたか，問題点をまとめましょう．

なぜ起きたか？〜まとめ

- CVC挿入困難が疑われる（肥満，ショック状態）症例で，エコーで確認後にランドマーク法で穿刺をくり返した．
- 複数回の穿刺中にリアルタイムエコーガイド下穿刺法を考慮しなかった．
- 低酸素血症，低血圧があったにもかかわらず，逆流する血の色，また拍動性の噴出がないという信頼性の低い方法により，CVCが静脈内に挿入されたと判断してしまった．
- CVC抜去・圧迫止血後の観察が不十分であった．
- 夜間緊急入室であり，対応できる人員が不足していた．

|発表者| 上記のようにまとめられると思います．
|司 会| では今後の改善点について，何か提案がありますか．
|麻酔系| CVCの機械的合併症に対する知識，リアルタイムエコーガイド下穿刺の方法は，現在行っているCVC挿入の講習会でも教えていますが，エコーの受け渡し，ガイドワイヤーが静脈内にあることの確認法などに関しては不十分と思います．できるだけリアルなシミュレーションをした方がよいでしょうね．
|内科系| エコーが使えたにもかかわらず使わなかったり，コール体制があっても呼ぶという発想が出なかったり，緊急時のあせりやいつもやっているからできるという過信という，誰にでも起こりうる心理的な要因が大きいと思います．その場にいたら自分でも同じ対応をしたかもしれません．どういう対応策を取ればよいのでしょうか．
|司 会| 心理問題の具体的な対応策は難しいところですが，私自身の心構えとして，**当たり前にやるべきことをスタンダードから外れずにやる**，ということ，例えば人を呼ぶべきときには夜中でも遠慮せずに呼ぶ，エコーを使うべきときには使うということです．これが1つ．もう1つは，すべての手技に共通することですが，**普段急ぐ必要のないときに心理的に緊急をシミュレーションして，だらだらせずにスピーディーに行うこと**．この2つをもっています．
|麻酔系| なるほど．**予定は緊急のつもりで，緊急は予定のつもりで**，というわけですね．
|司 会| うまいこと言うね，C先生．では時間もなくなりましたしM先生まとめてください．

今後 どうすべきか？ ～Take Home Message～

- CVC挿入時は，挿入前にエコーで動静脈の位置関係を必ず確認する．可能な限りリアルタイムでエコーガイド下にCVCを挿入する．
- 穿刺困難がある場合は，術者の交代も考慮する．
- 静脈内にガイドワイヤー（もしくはCVC）が留置されていることの確認は，エコー，血液ガス分析，圧測定で行う．逆流の血液の色，拍動性の噴出の有無での確認は信頼性が低い．
- CVCを動脈に誤挿入し，抜去・圧迫した症例では，神経学的異常がないか，血腫の増大がないかなど合併症について少なくとも24時間は注意深く観察する．必要時画像検査を行う．
- 内径の大きいCVCを動脈挿入した場合は，抜去せず血管外科と対応を検討しつつ神経学的異常がないか観察を継続する．
- エコーガイド下の穿刺に関して，シミュレーションキットを用いて，術者・介助者の技術向上を普段より心がける．
- 躊躇せずに応援を呼べる体制，環境をつくる．

M&Mを終えて Dr.讃井の一言

個人の努力に頼らない改善策の提案を

　M&Mカンファレンスの最中に，議論が脱線して本論と関係ない方向に進んでしまうことがあります．そのようなときには**司会者が積極的に脱線した議論を元に戻す**ようにしましょう※．限られた時間内に「今後どうすべきか」という結論に到達するためには，ときにこのような介入も必要で，前提として**司会者がM&Mの理念と現実について十分に理解しておく必要がありますし，経験も欠かせない**要素です．

　また結論である「今後どうすべきか」を提示するときに，個人レベルの認識や判断の変更を提案することで満足してしまうことが少なくありません．本稿でいえば「中心静脈穿刺はエコーガイド下でやろう」，「動脈穿刺の否定は多種類の方法を組み合わせて行おう」，「穿刺困難時には術者の交代を考慮しよう」などの，いわゆる努力目標の提示ですね．このような努力目標は誰もがすぐに思いつくものですが，同じ過ちを防ぐ手段として効率的とはいえません．できるだけ個人の努力や能力に頼らない介入，すなわちプロトコールやルールの作成，およびその遵守率を高める努力が必要です．

　本稿の場合，M&Mカンファレンスの結論として，誰もがエコーを使いやすい状況が実現するようなシステム改変または構築を提案する必要があります．例えば，エコー機器自体の配備を増やす，エコーに不慣れな初学者や盲目的方法に固執する医師に対して教育効果の高いシミュレーションコースの履修を義務づける，コースのなかに動脈穿刺や穿刺困難時を想定したシミュレーションを組み込む，エコーガイド下中心静脈穿刺の経験数を報告してもらい，必要数に満たない医師にはシミュレーションコース履修を義務づける，などの提案を考えることができます．

　個人の努力目標を越えてシステムとして何ができるか，具体的に何ができるか徹底的に考える必要があります．この機会に，皆さんの施設や部門で本稿の「今後どうすべきか？」の最後に登場する「応援を呼びやすい体制作り」を具体的にどう構築するか，どうすれば効果的で長続きする応援体制が作れるか考えてみてはいかがでしょうか．

※：「総論：M&Mとは何か？　良いM&Mカンファレンスのコツ」（p.19），Case3「M&Mを終えて Dr.讃井の一言」（p.55）参照

参考文献

1) Polderman, K. H. & Girbes, A. J. : Central venous catheter use. Part 1 : mechanical complications. Intensive Care Med, 28 : 1-17, 2002
2) McGee, D. C. & Gould, M. K. : Preventing complications of central venous catheterization. N Engl J Med, 348 : 1123-1133, 2003
3) American Society of Anesthesiologists Task Force on Central Venous Access, Rupp, S. M. et al. : Practice guidelines for central venous access : a report by the American Society of Anesthesiologists Task Force on Central Venous Access. Anesthesiology, 116 : 539-573, 2012
4) Akhter, M. et al. : Which central line insertion site is the least prone to infection? Ann Emerg Med, 61 : 362-363, 2013
5) Fragou, M. et al. : Real-time ultrasound-guided subclavian vein cannulation versus the landmark method in critical care patients: a prospective randomized study. Crit Care Med, 39 : 1607-1612, 2011
6) O'Grady, N. P. et al. : Guidelines for the prevention of intravascular catheter-related infections. Clinical infectious diseases : an official publication of the Infectious Diseases Society of America, 52 : e162-193, 2011

7) Milling, T. J. Jr. et al. : Randomized, controlled clinical trial of point-of-care limited ultrasonography assistance of central venous cannulation : the Third Sonography Outcomes Assessment Program (SOAP-3) Trial. Crit Care Med, 33 : 1764-1769, 2005
8) Karakitsos, D. et al. : Real-time ultrasound-guided catheterization of the internal jugular vein : A prospective comparison with the landmark technique in critical care patients. Crit Care, 10 : R162, 2006
9) Mansfield, P. F. et al. : Complications and failures of subclavian-vein catheterization. N Engl J Med, 331 : 1735-1738, 1994
10) Ezaru, C. S. et al. : Eliminating arterial injury during central venous catheterization using manometry. Anesth Analg, 109 : 130-134, 2009
11) Latif, R. K. et al. : Teaching aseptic technique for central venous access under ultrasound guidance : a randomized trial comparing didactic training alone to didactic plus simulation-based training. Anesth Analg, 114 : 626-633, 2012
12) Evans, L. V. et al. : Simulation training in central venous catheter insertion : improved performance in clinical practice. Acad Med, 85 : 1462-1469, 2010
13) Guilbert, M. C. et al. : Arterial trauma during central venous catheter insertion : Case series, review and proposed algorithm. J Vasc Surg, 48 : 918-925, 2008

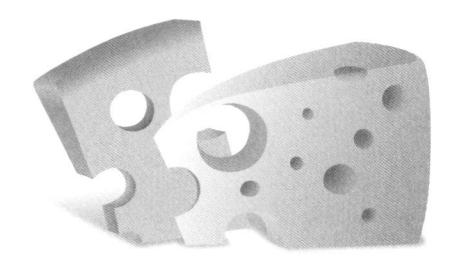

M&Mケースカンファレンス〜重大事例から学ぶ　　その他

Case 14
透析用カテーテル留置患者の空気塞栓

下薗崇宏

■はじめに

中心静脈カテーテルや透析用カテーテルは，広く用いられている医療デバイスです．手技や管理にかかわる合併症を認識し，それらに対する対処方法を十分に理解しておくことが重要です．

カンファレンス参加者
- 司会：司会者（集中治療専門医）
- 発表者：プレゼンターM（後期研修医）
- 初期：初期研修医A
- 後期：後期研修医B
- 循科系：循環器内科系集中治療専門医C
- 麻酔系：麻酔科系集中治療専門医D

Conference

症例
症例：65歳女性．S状結腸切除＋人工肛門造設術後，血液浄化療法中

現症

夕食後より左下腹部痛が出現．市販の鎮痛薬と整腸薬を内服し，安静にして様子をみていたが症状は軽快せず，痛みは徐々に腹部全体に広がってきた．さらに，布団に横になっているあいだに呼吸苦も出現し，増悪してきた．心配した家族が救急車を要請し，当院救急外来へ搬送された．

来院時，意識は清明だが激しい腹痛により苦悶様表情（＋），血圧 85/50 mmHg，脈拍数 135 回/分（整），呼吸数 36 回/分，SpO_2 94 %（リザーバーマスク 10 L/分），体温 38.5 ℃，四肢末梢は温かく乾燥し，頸静脈の怒張はなし，眼瞼結膜の蒼白はなし，腹部は平坦・板状硬（＋）・筋性防御（＋），手術痕はなしであった．

精査の結果，下部消化管穿孔による敗血症性ショックと診断された．抗菌薬治療が開始され，輸液負荷と血管収縮薬の投与をしながら緊急の試験開腹術が行われた．

既往歴

高血圧，脂質異常症，2型糖尿病，糖尿病性腎症（CKD G4）

生活歴・嗜好・アレルギー

ADLは自立，喫煙歴はなし，機会飲酒のみ，アレルギーはなし

内服歴

エナラプリル（レニベース®），アムロジピン（ノルバスク®），アトルバスタチン（リピトール®），メトホルミン，インスリン，フロセミド（ラシックス®），ランソプラゾール（タケプロン®），ピコスルファート（ラキソベロン®）

入院後経過

上記の診断で緊急の試験開腹術が施行され，術中所見でS状結腸の穿孔が指摘された．腹腔内洗浄後，S状結腸切除術＋ストマ造設術を行い，挿管のままICUへ入室となった．

術中からICU入室後にかけてショックが遷延し，輸液負荷や血管収縮薬を必要とした．体重（水分バランス）は最大で術前比＋15 kg（術後第2日）まで増加した．循環動態に関しては術後第2〜3日にかけて徐々に安定し，血管収縮薬の減量〜中止が可能であった．一方，尿量に関しては乏尿のままで，血液検査上も腎機能の悪化が進行し，術後第4日に持続的血液濾過透析（continuous hemodiafiltration：CHDF）が導入された．術後第8日までにある程度除水ができた（術前比＋4 kg）ため，CHDFをいったん終了し術後第9日からは間欠的血液透析（intermittent hemodialysis：IHD）へ移行することが予定されていた．

当日（術後第9日）朝の身体所見

意識清明，治療に協力的，疼痛の訴えなし
血圧 130/65 mmHg，心拍数 80 回/分（洞調律），血管作動薬の使用なし
脈拍数 24 回/分，SpO_2 96 %（単純酸素マスク5 L/分）
体温 36.7℃
腹部：平坦・軟，グル音聴取良好，ストマの色調良好
　　　手術創に発赤や疼痛などを認めない

当日（術後第9日）朝の検査所見

WBC $10.2×10^3/\mu L$ ↑，Hb 9.3 g/dL↓，Plt $210×10^3/\mu L$
PT-INR 1.4，APTT 40 秒
AST 55 IU/L↑，ALT 60 IU/L↑，LDH 240 IU/L
BUN 52 mg/dL↑，Cr 3.6 mg/dL↑
Na 138 mEq/L，K 4.2 mEq/L，Cl 98 mEq/L

当日（術後第9日）の経過

9:00，ルーチンの胸部X線写真を坐位で撮影．撮影直後に血圧の低下と心拍数の低下，酸素飽和度の低下を認め，さらに意識レベルの低下と呼吸促迫も認めるようになった．リザー

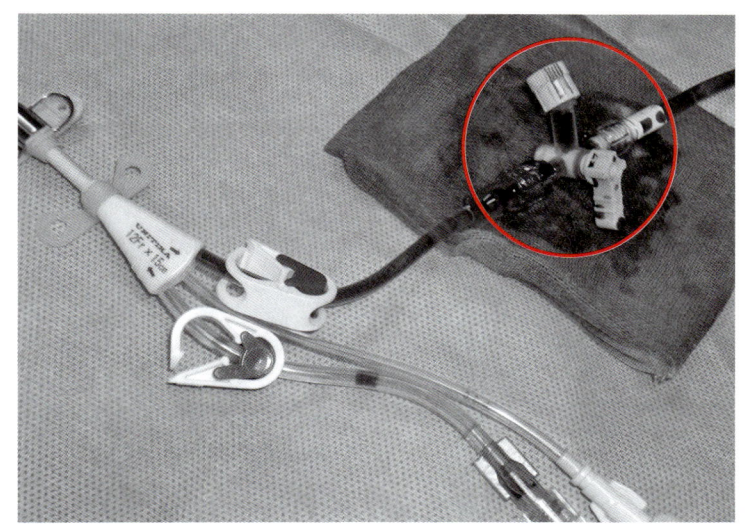

図1 透析用カテーテルのラインと蓋の緩んだ三方活栓（再現写真）

バーマスクによる酸素投与や輸液負荷などの処置が開始された．

9：05，輸液負荷によっても血圧上昇などの反応がなく，心肺停止（CPA）〔初期リズム：無脈性電気活動（pulseless electrical activity：PEA）〕となったため心肺蘇生術（CPR）を開始．胸骨圧迫とアドレナリン投与によるCPRを3サイクル行ったところで自己心拍が再開した．この間，透析用カテーテルの三方活栓の蓋が外れストップコックの向きが開放になっており（図1），そこから血液が漏れているのを発見し（1サイクル終了時），蓋を締め直した．

9：10，自己心拍再開後の経胸壁心臓超音波検査にて右房内と右室内に高輝度のエコー像が認められた．この時点でCPA直前に撮影された胸部X線写真を確認したところ，胸部X線写真上では左肺門部（左肺動脈内）に透亮像が認められた（図2）．以上のことから，CPAの原因は空気塞栓症によるものと診断した．

自己心拍再開後に再度X線を撮影したところ左肺門部の透亮像は消失していた（図3）．その後，非侵襲的陽圧換気（non-invasive positive pressure ventilation：NPPV）による呼吸サポート，およびカテコラミンによる循環サポートを一時的に必要としたが，その他の合併症を起こすことなく回復し，術後第25日に独歩退院された．

何が起きたか？

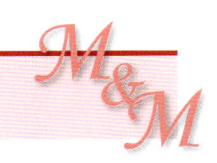

司会 では何が起きたのか整理してみましょう．その前に，呈示症例に対して何か質問しておきたいことはないでしょうか？

後期 なぜ三方活栓の蓋が緩んでいたのかは判明しているのでしょうか？

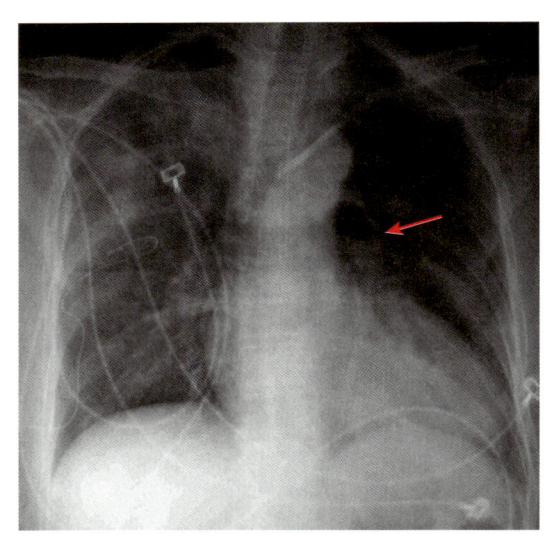

図2 術後第9日 CPA直前の胸部X線写真
左肺動脈に透亮像（赤矢印）を認める

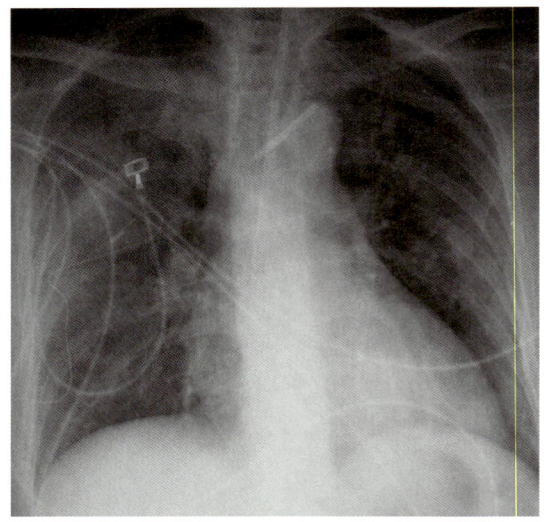

図3 術後第9日 CPA 30分後の胸部X線写真
図2で認めた左肺動脈の透亮像が消失している

発表者 はい，先ほどの経過のなかでは呈示しませんでしたが，実は胸部X線写真の撮影10分ほど前に，問題の三方活栓を利用して投薬が行われていました．その後はその三方活栓を使うような手技や処置が行われたという記録がないことから，この投薬の際に蓋を閉めそこなったものと推測されます．実際に投薬を行った人に確認したのですが，「蓋の締め方が緩かったかどうかはハッキリと思い出せません」ということでした．

（後期） それはICUナースですか？

司会 B先生（**（後期）**），それが誰であるかを同定することはM&Mカンファレンスの目的ではありません．

（後期） そうでした．どうもすみません．

（初期） ちなみに，投与したのは何の薬剤だったのでしょうか？

発表者 フロセミド（ラシックス®）のボーラス投与です．

（循環系） 三方活栓の蓋を外して投薬したとか，蓋が緩んでいたという話ですが，そもそも透析用カテーテルのラインに開放式の三方活栓を使用するのはいつものことですか？

発表者 はい，私も複数のICUナースに確認したのですが，いつもカテーテル本体とラインの接続の部分で開放式三方活栓を1個は使用していると言っていました．どうやら以前からナース同士で申し送られているICU内のルールだそうです．

（循環系） そうですか…．それと，出血というか失血というか，実際にカテーテルから漏れていた血液の量はどれくらいでしたか？

発表者 はい，正確に重量などを計測したわけではないですが，患者の左肩を中心としてベッドのシーツに直径にして約15 cmくらいの大きさの真っ赤なシミができていました．床まで大量に垂れているわけではなく，自己心拍再開後も血管内容量が保てないという感じではありません

でしたので，出血量としてはそれほど多くなかったと思います．

(麻酔系) 確認ですが，透析用カテーテルに閉塞防止用の少量持続ヘパリン投与ラインがつながっていて，透析用カテーテルとヘパリン投与ラインの間に三方活栓があったということですね．

(発表者) そうです．

(麻酔系) とすると，これはなぜ起きたかの議論になってしまいますが，確かに蓋の緩みも問題ですが，開放型三方活栓のストップコックの倒し方というか向きが正しい位置になかったことも問題ですよね（図1）．どの向きにストップコックを倒すと，どことどこが開放されるかを理解していないというか．蓋はどちらかというと感染の予防が目的ですよね．

(発表者) おっしゃる通りです．

(循環系) 症例呈示を聞くと，私も空気塞栓症で間違いないと思いましたが，一応それ以外のCPAの原因についても鑑別はきちんとされたと考えていいですか？

(発表者) はい，M&Mカンファレンスの性格上，鑑別診断をどう行ったかはそれほど重要でないと考えたのであえて呈示しませんでしたが，CPAの原因となるような病態（The H's & T's[1]注）についてはすべて鑑別し除外されています．

(司会) ほかに何か質問はありますか？

(全員) …

(司会) それでは発表者のM先生，何が起きたのかまとめてもらえますか？

(発表者) はい．今回の症例については，次のようにまとめられると思います．

何が起きたか？ ～まとめ

- 透析用カテーテルのラインに一部，開放式三方活栓が使用されていた．
- 透析用カテーテルのライン（開放式三方活栓）から投薬を行った後，おそらく三方活栓の蓋が確実に締められなかった．
- 透析用カテーテルのラインの開放式三方活栓の蓋の緩みから空気塞栓症を起こし，心肺停止となった．

注：The H's & T's[1]
H's：Hypoxia（低酸素），Hypovolemia（血液量減少），Hydrogen ion（アシドーシス），Hypo-/hyperkalemia（低／高カリウム血症），Hypothermia（低体温）
T's：Toxins（中毒），Tamponade (cardiac)（心タンポナーデ），Tension pneumothorax（緊張性気胸），Thrombosis, pulmonary（肺血栓塞栓症），Thrombosis, coronary（冠動脈血栓症）

なぜ起きたか？今後どのようにすべきか？

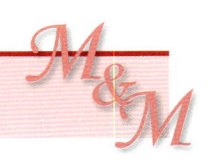

司会 では次に，なぜこのようなことが起こったのか話し合っていきたいと思います．何かコメントはありますか？ A先生（**初期**）どうでしょうか？

❶ 開放式三方活栓の使用

初期 「今後は，三方活栓のストップコックを正しく使いましょう．蓋はしっかり締めましょう…」ではダメですよね．

司会 そうですね．そんなことはたぶん言われなくても皆がわかっているでしょう．わかっているはずなのにこうして事故が起こってしまう．何かもっと，個人の努力や注意力に頼る以外の解決策がないか考えてみましょう．

初期 いちいち三方活栓から薬を投与するたびに複数人でダブルチェックするというのも非現実的のような気がします…．

後期 そうですよね．それより，そもそも透析用カテーテルなどの中心静脈カテーテルのラインに開放式三方活栓を使用しなければいいのではないでしょうか？

循環系 そうそう，透析用カテーテルのラインに必ず開放式三方活栓を使うなんていうローカルルールがあったとは私も知りませんでした．米国疾病予防管理センター（CDC）が2011年に発表したカテーテル関連血流感染（catheter-related blood stream infection：CRBSI）予防のための**ガイドラインでも，感染予防のためにスプリットセプタムタイプのニードルレスシステム（閉鎖式三方活栓，図4）の使用が推奨されていますよね**（グレードⅠC・Ⅱ）[2]．何でそんなルールができてしまったのでしょうか？

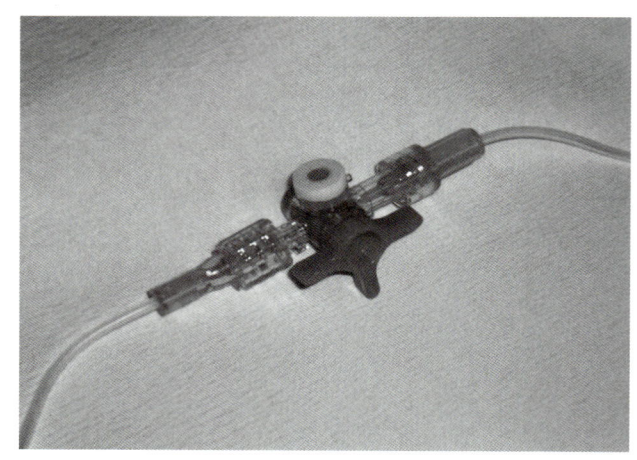

図4　閉鎖式三方活栓

発表者：先生達も知らないローカルルールがあるんですね．聞いた話では，透析用カテーテルを手術中の大量輸液などに使用することがあって，「ICUに入室しているような患者においては，開放式三方活栓が挟んである方が便利だから挟んでおいてほしい」という申し入れが麻酔科の方からICUナースの方にあったようなんです．

循環・麻酔：…

司会：まあ，その経緯うんぬんに関しては，今回の本題と少し外れますのでそのくらいにしましょうか．それよりも，今後はどのようにすべきかという前向きな話になるよう，どんどん議論を進めていただきたいと思います．

麻酔系：そうですね．やはり，このような事故が起こってしまう以上，透析用カテーテルを含めた中心静脈カテーテルのラインには開放式三方活栓を使用しないようにするのが一番の対策でしょうね．麻酔科の先生方には私からもよく理由を説明してみますので，それで納得してもらうしかないでしょうね．

❷ 中心静脈カテーテル・透析用カテーテルからの投薬

初期：あと，先ほどの症例呈示を聞いて気になっていたのですが，ラシックス®のボーラス投与は，末梢静脈からでも構わないですよね．なぜわざわざ透析用カテーテルから投与されたのでしょうか．

司会：なるほど．M先生，その点に関してはどうでしょう．

発表者：そうですね．確かにA先生の指摘の通り，末梢静脈から投与されていれば今回のような事故は起きなかったわけですよね．中心静脈カテーテルからの投薬は自分自身も頻繁に行っている行為なので，こうしてA先生に指摘されるまで不思議に感じていませんでした．

循環系：確かに，後期研修医くらいになると中心静脈カテーテルの扱いにも慣れてくるのか，末梢静脈から投与すればすむ薬剤でも中心静脈カテーテルから投与している先生達をよく見かけますね．B先生はどうですか？

後期：A先生鋭いですね．CRBSIのリスクのことは常に考えて適切な予防策を行っているつもりですが，今回の症例のような空気塞栓症のリスクを考えることもなく操作していました．

麻酔系：感染のことを考えても，空気塞栓症のことを考えても，中心静脈カテーテルからの投薬は必要最小限にすることが重要だということですね．

司会：A先生，研修医らしい視点からのとっても鋭い指摘だったようですね．

初期：どうもありがとうございます．

❸ 空気塞栓症に対する認識

麻酔系：今，空気塞栓症のリスクについての認識が普段から乏しかったのではないかという話になりましたが，この症例ではCPRを行っている際に空気塞栓症を鑑別診断の上位にあげていましたか？

|発表者| う〜ん，難しい質問ですね．とにかく直前までは経過良好で落ち着いていた患者が突然CPAになったわけですから，みんなかなり混乱していたように記憶しています．とにかく型どおりにCPRを行いながら，血液検査を提出し経胸壁心臓超音波検査を施行しようとしていたときに，シーツに広がっているシミに気づいたという状況です．ただ，それに気づいた時点で出血性ショックか空気塞栓症による閉塞性ショックからのCPAが起こってしまったんだなという認識はすぐにもちました．

|初期| カテーテル留置中の空気塞栓症は，カテーテルから血液が漏れ出るはずだから診断すること自体はあまり難しくないと考えてよいのでしょうか？

|循環系| 確かにこの症例は，CPAにまでなったことと胸骨圧迫時に三方活栓から血液が漏れてきていたことから診断が比較的容易だったかもしれませんね．でも，カテーテルやラインあるいは接続部に欠損があっても，血液の漏れがなく気づかないうちに致死的な空気塞栓症をきたすような症例があると報告されていますよ[3,4]．

|発表者| そうですね．今回は透析用カテーテルだったのでルーメンの太さも太く（12G），流入した空気の量も漏れてくる血液の量も，診断をわかりやすくさせるのに十分だったかもしれません．より細い中心静脈カテーテルで同じようなことが起こっていたら診断に苦慮した可能性があり，やはり，合併症の1つとして常に念頭に置いておくことが重要だと感じました．

|循環系| ちなみに先生達は，致死的な空気塞栓の量を知っていますか？ Martland[5]やToungら[6]の症例報告によると，**200〜300 mLまたは3〜5 mL/kg**だそうですよ．

|麻酔系| そうそう．それに，カテーテルを通して流入する空気の量はルーメンの太さと圧較差に依存しますよね[7]．Flanaganらが，**14G（内径1.8 mm）の太さで5 cmH$_2$Oの圧較差があれば約100 mL/秒もの速さで空気が流入しうる**と報告していましたよ[8]．

|初期・後期| 知りませんでした．では，**中心静脈カテーテル（約14〜18G）挿入時や抜去時に患者さんが深呼吸すると短時間で致死的な量の空気が流入する可能性がある**ということですよね．注意します．

|麻酔系| 実際，中心静脈カテーテル挿入・抜去時に空気塞栓症へ注意を払っているかどうかについての衝撃的な報告があります[9]．90％近い医師が挿入時にトレンデレンブルグ体位を選ぶにもかかわらず，空気塞栓症に注意しているのは30％のみだったとか，抜去時はさらに状況は悪く，空気塞栓症に注意しているのが約25％で，なかには頭部挙上した状態で抜去する医師が約15％もいたという内容でした[9]．

|初期・後期| …

|司会| なるほど興味深い論文の提示ありがとうございます．それでは，今回の症例についてまとめさせてもらうと，中心静脈カテーテルや透析用カテーテルの合併症として空気塞栓症の存在自体は知っていたが，その危険性の大きさについての認識が甘く，予防策（表1）などが十分に講じられていなかったということになるでしょうか．

④ 空気塞栓症の治療

|循環系| あわせて，空気塞栓症によるCPAと診断した後の対応は適切だったのかについても振り返っ

表1　中心静脈カテーテル挿入・抜去時の空気塞栓の予防方法

- 内頸静脈・鎖骨下静脈からの挿入・抜去は，頭高位で行わない
  （可能ならトレンデレンブルグ体位を選択する）
- 手技中を通してカテーテル内腔が大気に開放されないように注意する
  （指で押さえる，三方活栓でロックするなど）
- 自発呼吸患者においては深吸気を行わないように注意する

表2　空気塞栓発症時の対応策

- 空気の流入部を塞ぐ（圧迫する，液体で満たす）
- 空気の流入部を低位とする（頭頸部からの流入ならトレンデレンブルグ体位）
- 中心静脈カテーテルにより残存空気を吸引する
- 高濃度（高圧）酸素投与を行う
- 肺循環への空気の進行を防ぐため，頭低位の左側臥位とする
- 必要に応じて人工呼吸・カテコラミン投与・CPRを行う

て検証しておきませんか？ M先生，経過をもう一度教えてください．

発表者　はい，空気塞栓症の可能性を強く認識した時点，つまり三方活栓の蓋の緩みを発見した時点から行ったことは，蓋を締め直したことと，標準的なCPRだけです．幸い，それだけで自己心拍が再開したので，それ以外に特別なことはしていません．

（初期）　空気塞栓症に対して何か特別にすべき治療法があるのですか？

司会　どなたかコメントをくださる先生はおられますか？

（麻酔系）　それでは，教科書的な話ですが…．空気塞栓症に対する対応は，「①それ以上空気が流入しないようにする，②流入してしまった空気の量を減らす，③流入してしまった空気が肺循環へ進まないようにする，④呼吸・循環のサポートをする」の4つからなる[7]と考えると理解しやすいと思います．具体的にはそれぞれ，「**①空気の流入部を塞ぐ，低くする，液体で満たす，②中心静脈カテーテルによる吸引，高濃度（高圧）酸素投与，③頭低位の左側臥位，④必要に応じての人工呼吸・カテコラミン投与・CPR**」などがあげられます（**表2**）．

発表者　私も今回の症例を経験して勉強し直しました．今回は，蓋を締め直して酸素投与をして胸骨圧迫をしただけでしたが，経胸壁心臓超音波検査で右心系のなかに残存空気が指摘されていましたので，肺循環へ進まないように頭低位の左側臥位などを検討すべきだったかなと思います．

（麻酔系）　厳しい目でみると，空気塞栓症が起こってしまったときの対応についても認識が不足していたといえるでしょうか．合併症に対する認識を改善させるために定期的な教育が有用であったという論文[9]もありますので当院でも参考にできるのではないでしょうか．

司会　だいたい議論は出尽くしたでしょうか？ ではM先生，なぜ起きたか，問題点をまとめてもらえますか？

発表者　はい．

なぜ起きたか？ ～まとめ

- 中心静脈カテーテル/透析用カテーテルのラインに開放式三方活栓が使われていた．
- 開放式三方活栓の正しい使い方に対する認識の不足があった．
- 末梢静脈ラインから投与可能な薬剤であっても，中心静脈カテーテル/透析用カテーテルのラインの開放式三方活栓の蓋を外して投薬することが日常化していた．
- 中心静脈カテーテル/透析用カテーテルの致死的な合併症の1つに空気塞栓症があることについての認識が徹底されていなかった．

発表者 以上が指摘できると思います．原因としてはシステム上（ローカルルール）の問題や認識不足の問題があげられると思われます．

中心静脈カテーテル挿入・抜去時の空気塞栓の予防方法と発生時の対応については，スライドにまとめさせていただきました（表1，2）．

司会 そうですね．では，今後どのようにすべきかですが…

今後 どうすべきか？　～Take Home Message～

- 中心静脈カテーテル/透析用カテーテルのラインには，原則，閉鎖式三方活栓を使用する（関係部署への説明は必要）．
- 中心静脈カテーテル/透析用カテーテルのラインからの薬剤のボーラス投与は必要最小限に控える（可能なら末梢静脈ラインを使用）．
- 正しい三方活栓の使い方に関する教育を行う．
- 中心静脈カテーテル/透析用カテーテルの致死的な合併症の1つに空気塞栓症があることをスタッフ全員に周知徹底する．また，万が一，空気塞栓症を起こしてしまった場合の対処方法についても周知徹底する．
- 空気塞栓症の予防策・治療方法についての定期的な教育プログラムをスタートさせる．

司会 以上のようにまとめることができるでしょうか．活発で建設的な議論をどうもありがとうございました．

M&Mを終えて Dr.讃井の一言

「誰が」は禁句ですが…

　司会者がM&Mの理念と現実について理解し，場数を踏んでいる必要があることは述べました※1．事象について「何が起きたか」ディスカッションするときに，個人が前面になることがないように注意します※2．**「誰がやったか」ではなく「何が起きたか」という話し方を心がけましょう**．究極的には，誰かが同じ過ちを起こそうとしてもそれを未然に防ぐことができるシステム作りが重要なのです．

　しかしながら現実に過ちを繰り返す人は存在します*）．身近にそういう傾向のある同僚がいる，と感じたことがある読者は多いのではないでしょうか．何も対応をとらずにそのような同僚の存在を放置すれば，重大事故を引き起こすリスクを常に抱えることになる．究極の決断として，そのような適性に劣る医療者に対し組織として配置替えなどの対応をとらざるを得なくなる場合もあり，本人や周囲にとって不幸な結果になりかねない．きわめてセンシティブな問題です．

※1：Case3「M&Mを終えて Dr.讃井の一言」（p.55），Case13「M&Mを終えて Dr.讃井の一言」（p.165）参照
※2：「総論：M&Mとは何か？　③症例検討会とM&Mの違い」（p.14）参照
*）李　啓充：アメリカ医療の光と影（14）．医療過誤防止事始め（8）．週刊医学界新聞，第2359号　1999年10月18日　http://www.igaku-shoin.co.jp/nwsppr/n1999dir/n2359dir/n2359_05.htm#00

参考文献

1) Neumar, R. W. et al.：Part 8：adult advanced cardiovascular life support：2010 American Heart Association Guidelines for Cardiopulmonary Resuscitation and Emergency Cardiovascular Care. Circulation, 122（18 Suppl 3）：S729-767, 2010
2) O'Grady, N. P. et al.：Healthcare Infection Control Practices Advisory Committee（HICPAC）Guidelines for the prevention of intravascular catheter-related infections. Clin Infect Dis, 52：e162-193, 2011
3) Peters, J. L. & Armstrong, R.：Air embolism occurring as a complication of central venous catheterization. Ann Surg, 187：375-378, 1978
4) Kashuk, J. L. & Penn, I.：Air embolism after central venous catheterization. Surg Gynecol Obstet, 159：249-252, 1984
5) Martland, H. S.：Air embolism：Fatal air embolism due to powder insufflators used in gynecological treatments. Am J Surg, 68：164-169, 1945
6) Toung, T. J. et al.：Volume of air in a lethal venous air embolism. Anesthesiology, 94：360-361, 2001
7) Mirski, M. A. et al.：Diagnosis and treatment of vascular air embolism. Anesthesiology, 106：164-177, 2007
8) Flanagan, J. P. et al.：Air embolus--a lethal complication of subclavian venipuncture. N Engl J Med, 281：488-489, 1969
9) Ely, E. W. et al.：Venous air embolism from central venous catheterization：a need for increased physician awareness. Crit Care Med, 27：2113-2117, 1999

索引 INDEX

欧文

A～C

- absolute humidity ……… 33
- acute respiratory distress syndrome ……… 24
- AH ……… 33
- ARDS ……… 24, 138
- BIPAP mode ……… 27
- CDI ……… 125
- CDIガイドライン ……… 132
- CD toxin ……… 130
- central venous catheter ……… 155
- CHDF ……… 168
- *Clostridium difficile* infection ……… 125
- *Clostridium difficile* 関連腸炎 ……… 24
- continuous hemodiafiltration ……… 168
- CVC ……… 155
- CVC挿入を困難にする患者因子 ……… 158

D～I

- de-escalation ……… 135
- DNR ……… 40
- ECMO ……… 43
- futility ……… 42
- heated humidifier ……… 34
- heat moisture exchanger ……… 34
- HH ……… 34
- HME ……… 34
- H's & T's ……… 171
- ICU回診シート ……… 25, 38

M, N

- MRSA ……… 135
- NOMI（non-occlusive mesenteric ischemia）……… 91, 92, 117
- NOMIのCT所見 ……… 96
- NOMIの危険因子 ……… 92
- NOMIを疑った場合のアルゴリズム ……… 99

P～W

- PEA ……… 26
- polymicrobial infection ……… 141
- RCA ……… 16
- relative humidity ……… 33
- RH ……… 33
- root cause analysis ……… 16
- superinfection ……… 142
- surgical site infection ……… 125
- Surviving Sepsis Campaign ……… 121
- tracheostomy team ……… 53
- VAP（ventilator-associated pneumonia）……… 122, 135
- withhold ……… 37, 42

和文

あ行

- アクシデント ……… 10
- 圧測定 ……… 161
- 圧－容量曲線 ……… 30
- 意識障害 ……… 155
- 一期的手術 ……… 108
- 医療安全型 ……… 13
- 医療者教育型 ……… 13
- インシデント ……… 10
- インスリン ……… 82
- インフルエンザ肺炎 ……… 24
- エアウエイスコープ ……… 31
- エコーガイド下穿刺法 ……… 160

か行

- 開腹人工血管置換術 ……… 116
- 開放式三方活栓 ……… 172
- 加温加湿器 ……… 32
- 仮性動脈瘤 ……… 156
- カプノモニター ……… 26, 30
- カリウム ……… 81
- 換気困難 ……… 24, 26
- 換気困難の鑑別 ……… 29
- 換気困難の原因 ……… 29
- 換気不全 ……… 48
- 感染性合併症 ……… 159
- 機械的合併症 ……… 159
- 機械的大腸穿孔 ……… 101
- 気管支痙攣 ……… 28
- 気管挿管チューブの閉塞 ……… 32
- 気管チューブの入れ替え ……… 31
- 気胸 ……… 24, 28
- 気道抵抗の上昇 ……… 29
- 気道内圧曲線 ……… 30
- 気道閉塞 ……… 28

INDEX

偽膜性腸炎················ 126, 129
急性呼吸促迫症候群··········· 24
緊張性気胸················ 31, 48
空気塞栓症··············· 169, 173
グラフィックモニター··········· 29
経肛門減圧チューブ············ 101
経皮的気管切開············ 39, 46
外科的気道確保··············· 32
血管造影···················· 95
血小板機能異常··············· 43
血栓性合併症················ 159
下痢症····················· 130
高カリウム血症··············· 83
高体温······················ 27
高乳酸血症·················· 120
呼気終末炭酸ガス分圧····· 26, 30
呼吸不全··················· 155
誤挿入···················· 158
混合感染··················· 141
コンパートメント症候群······· 117
根本原因分析················· 16

さ 行

三方活栓··················· 169
試験開腹術の適応············· 97
持続的血液濾過透析··········· 168
シミュレーション············ 164
重症敗血症················· 121
出血時間···················· 43
ショック················ 48, 155
腎機能の悪化················· 86
心機能良好·················· 92
心原性肺水腫················· 28
人工肛門閉鎖術·············· 125
人工呼吸器管理··············· 24
人工呼吸器関連肺炎······ 122, 135
人工弁····················· 72

人工弁心内膜炎··············· 70
人工弁の脱落············ 73, 76
人工鼻····················· 34
心室細動···················· 79
心臓外科手術················· 90
心臓マッサージ··············· 31
心停止······················ 31
心房細動···················· 84
スイスチーズモデル··········· 15
絶対湿度···················· 33
遷延性意識障害··············· 37
挿管困難セット··············· 32
挿管用ラリンゲルマスク······· 31
相対湿度···················· 33

た 行

体外式膜型人工肺············· 43
大腸ステント················ 108
大腸穿孔··················· 101
大腸閉塞··················· 101
大動脈弁置換術··············· 70
致死的低酸素血症············· 28
中心静脈カテーテル
 ················ 155, 167, 173
中毒性巨大結腸症········ 125, 129
チューブエクスチェンジャー··· 27, 31
治療の差し控え··············· 37
定量培養··················· 140
データベース················ 101
デニス™ コロレクタル チューブ
 ························· 103
透析用カテーテル········ 167, 173

な 行

二期的手術················· 108
乳酸値の上昇················ 120
尿毒症······················ 43

脳塞栓症···················· 70

は 行

肺炎······················ 120
肺・胸郭コンプライアンス····· 29
敗血症性ショック
 ·········· 24, 27, 79, 121, 129
肺水腫···················· 117
肺塞栓症···················· 28
肺動脈カテーテル········ 24, 43
バンコマイシン·············· 131
皮下気腫···················· 48
ヒーターワイヤー式加温加湿器 34
ビデオ喉頭鏡················· 31
非閉塞性腸管虚血······ 90, 91, 117
不整脈······················ 84
分離頻度··················· 139
閉鎖式三方活栓·············· 172
閉塞性大腸原発癌············ 101
β遮断薬·················· 82
ヘパリン···················· 82
ペプタメン® AF·············· 85
飽和水蒸気量················· 33

ま〜わ 行

未分画ヘパリン··············· 85
無益性······················ 42
無脈性電気活動··············· 26
メトロニダゾール············ 131
申し送り···················· 87
良い M&M··················· 20
ランドマーク法·············· 160
緑膿菌····················· 119
輪状甲状間膜切開············· 32
悪い M&M··················· 20

執筆者一覧

編 集

讃井將満	自治医科大学附属さいたま医療センター麻酔科・集中治療部

執 筆 (掲載順)

讃井將満	自治医科大学附属さいたま医療センター麻酔科・集中治療部
岩井健一	東京慈恵会医科大学葛飾医療センター麻酔部
市場稔久	広島市立広島市民病院救急科
松尾耕一	みさと健和病院集中治療部
山口大介	防衛省航空自衛隊 航空機動衛生隊
塩塚潤二	自治医科大学附属さいたま医療センター麻酔科・集中治療部
瀬尾龍太郎	神戸市立医療センター中央市民病院麻酔科・集中治療部
山下和人	京都大学大学院医学研究科医療経済学
中須昭雄	沖縄県立中部病院心臓血管外科
八幡浩信	沖縄県立中部病院消化器・一般外科
齋藤敬太	東京慈恵会医科大学附属病院麻酔科・集中治療部
大沼　哲	自治医科大学附属さいたま医療センター麻酔科・集中治療部
石岡春彦	Mahidol-Oxford Tropical Medicine Research Unit, Faculty of Tropical Medicine, Mahidol University
笹渕裕介	自治医科大学附属さいたま医療センター麻酔科・集中治療部
飯塚悠祐	自治医科大学附属さいたま医療センター麻酔科・集中治療部
下薗崇宏	神戸市立医療センター中央市民病院麻酔科・集中治療部

◆ 編者紹介

讃井將満（Masamitsu Sanui）

自治医科大学附属さいたま医療センター 麻酔科・集中治療部 教授

1993年旭川医科大学卒業．飯塚病院研修医，新東京病院麻酔科，自治医科大学附属さいたま医療センター麻酔科・集中治療部を経て，1999年渡米．マイアミ大学小児科インターン，麻酔科レジデント，臓器移植麻酔フェロー，集中治療医学フェローの後，2005年に帰国し，自治医科大学附属さいたま医療センター助教．2006年同講師．2007年同センターICUをクローズド化．2010年東京慈恵会医科大学麻酔科・集中治療部准教授．2013年より現職．

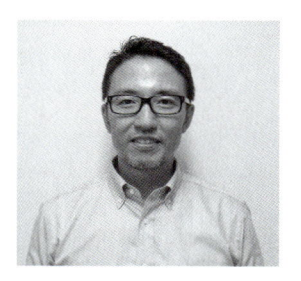

2009年より雑誌「INTENSIVIST」編集委員．2013年よりNPO法人日本集中治療教育研究会（JSEPTIC）理事長．日本の急性期医療における教育，研究，診療の改善のために奔走中．

M&Mで改善する！ICUの重症患者管理
何が起きたか？なぜ起きたか？今後どうすべきか？
同じエラーをくり返さないために

2013年11月10日　第1刷発行

編　集	讃井將満
発行人	一戸裕子
発行所	株式会社　羊　土　社
	〒101-0052
	東京都千代田区神田小川町2-5-1
	TEL　03（5282）1211
	FAX　03（5282）1212
	E-mail　eigyo@yodosha.co.jp
	URL　http://www.yodosha.co.jp/
装　幀	関原直子
印刷所	三報社印刷株式会社

© YODOSHA CO., LTD. 2013
Printed in Japan
ISBN978-4-7581-1744-9

本書に掲載する著作物の複製権・上映権・譲渡権・公衆送信権（送信可能化を含む）は（株）羊土社が保有します．
本書を無断で複製する行為（コピー，スキャン，デジタルデータ化など）は，著作権法上での限られた例外（「私的使用のための複製」など）を除き禁じられています．研究活動，診療を含み業務上使用する目的で上記の行為を行うことは大学，病院，企業などにおける内部的な利用であっても，私的使用には該当せず，違法です．また私的使用のためであっても，代行業者等の第三者に依頼して上記の行為を行うことは違法となります．

JCOPY ＜（社）出版者著作権管理機構 委託出版物＞
本書の無断複写は著作権法上での例外を除き禁じられています．複写される場合は，そのつど事前に，（社）出版者著作権管理機構（TEL 03-3513-6969, FAX 03-3513-6979, e-mail : info@jcopy.or.jp）の許諾を得てください．

羊土社のおすすめ書籍

Surviving ICU シリーズ

ICUに強くなる！シリーズ第1弾

ARDSの治療戦略
「知りたい」に答える、現場の知恵とエビデンス

志馬伸朗／編

□ 定価（本体4,600円＋税）　□ B5判　□ 238頁　□ ISBN978-4-7581-1200-0

- 「どのように考え，どう治療すべき？」基本から"とことん"丁寧に解説！
- 症例やエキスパートの経験をふまえているので，ベッドサイドでの考え方が身につく！
- ステロイドや呼吸管理の方法など，最新のエビデンスやpro-conを挙げて解説．

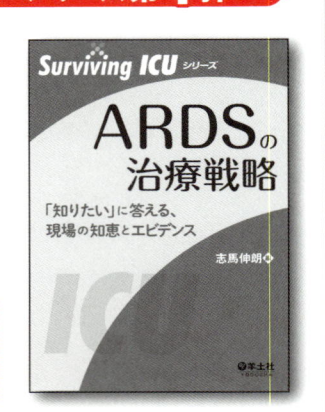

レジデントノート別冊 救急・ERノート

❾ 犯人は誰だ！ 急性中毒を推理・解決する
症状から見極め診断・治療する、実践的ケーススタディ

上條吉人／編

□ 定価（本体5,400円＋税）　□ B5判　□ 229頁　□ ISBN978-4-7581-1349-6

---

❶ もう怖くないめまいの診かた、帰し方
致死的疾患の見逃しを防ぎ、一歩進んだ診断と治療を行うために
箕輪良行／編
□ 定価（本体4,500円＋税）　□ B5判　□ 262頁　□ ISBN978-4-7581-1341-0

❺ まずい！から始める意識障害の初期診療
ケーススタディとコーマ・ルールで系統的な診療を身につける
堤　晴彦、輿水健治、中田一之／編
□ 定価（本体4,700円＋税）　□ B5判　□ 276頁　□ ISBN978-4-7581-1345-8

❷ ショック―実践的な診断と治療
ケースで身につける実践力とPros & Cons
松田直之／編
□ 定価（本体4,500円＋税）　□ B5判　□ 244頁　□ ISBN978-4-7581-1342-7

❻ 症候と疾患から迫る！ERの感染症診療
疑い、探し、組み立てる実践的な思考プロセス
大野博司／編
□ 定価（本体5,500円＋税）　□ B5判　□ 364頁　□ ISBN978-4-7581-1346-5

❸ 症例から学ぶERの輸液
―まず何を選び、どう変更するか
三宅康史／編
□ 定価（本体4,600円＋税）　□ B5判　□ 261頁　□ ISBN978-4-7581-1343-4

❼ 直伝！救急手技プラチナ テクニック
手技はもちろん、合併症や施行後に考えることなど、次の一手まで見据えた王道アプローチを伝授
太田祥一／編
□ 定価（本体4,900円＋税）　□ B5判　□ 301頁　□ ISBN978-4-7581-1347-2

❹ 胸背部痛を極める―あらゆる原因を知り、対処する
ケースで身につく専門医の実践的アドバンストスキル
森脇龍太郎、石川康朗／編
□ 定価（本体4,600円＋税）　□ B5判　□ 260頁　□ ISBN978-4-7581-1344-1

❽ あの手この手で攻める！腹痛の診断戦略
解剖学的アプローチから落とし穴回避のワザまで
林　寛之／編
□ 定価（本体4,700円＋税）　□ B5判　□ 277頁　□ ISBN978-4-7581-1348-9

発行　羊土社 YODOSHA
〒101-0052　東京都千代田区神田小川町2-5-1　TEL 03(5282)1211　FAX 03(5282)1212
E-mail：eigyo@yodosha.co.jp
URL：http://www.yodosha.co.jp/

ご注文は最寄りの書店、または小社営業部まで

羊土社のおすすめ書籍

ERでの非典型症状にだまされない！
救急疾患の目利き術

寺沢秀一／監，安藤裕貴／編

- 救急専門医ですら時に診断が難しい非典型症状の患者さん，重篤な疾患を見逃さないための"目利き"のポイントを，豊富な症例で解説します．
- 救急に携わるすべての医師必携です！

☐ 定価（本体4,200円＋税）
☐ B5判　☐ 216頁
☐ ISBN978-4-7581-1746-3

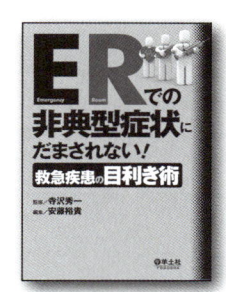

人工呼吸に活かす！呼吸生理がわかる、好きになる
臨床現場でのモヤモヤも解決！

田中竜馬／著

- 「呼吸生理はイマイチわからない」「臨床で必要なの？」という方，必携！症状・病態と結びつけながら，呼吸管理に必須の考え方をやさしく解説．
- 呼吸のメカニズムを理解すれば，症状や人工呼吸器設定の本当の意味がわかる！

☐ 定価（本体3,300円＋税）
☐ A5判　☐ 287頁
☐ ISBN978-4-7581-1734-0

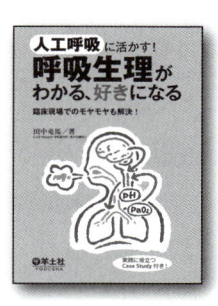

納得！実践シリーズ
ICU看護パーフェクト

医師の指示の根拠も、今すぐ使えるケアのテクニックも1冊ですべて解決！

清水敬樹，村木京子／編

- 「感染管理はどうする？」「ドレーンの排液はこれでOK？」など，日頃の疑問が1冊ですべて解決！
- 貴院の看護師の方々に，ぜひおすすめください！

☐ 定価（本体4,500円＋税）
☐ B5変型判　☐ 326頁
☐ ISBN978-4-7581-0968-0

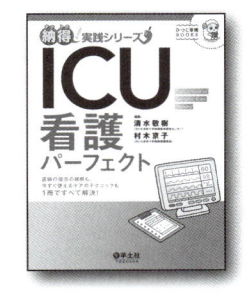

ICU実践ハンドブック
病態ごとの治療・管理の進め方

清水敬樹／編

- ICUにおける診断・治療，患者管理のための臨床マニュアル．
- 具体的なコントロール目標値，薬剤投与量など現場ですぐに使える情報と，ガイドラインほかエビデンスを交えた解説で実践の指針を簡潔に示す．

☐ 定価（本体6,500円＋税）
☐ A5判　☐ 598頁
☐ ISBN978-4-7581-0666-5

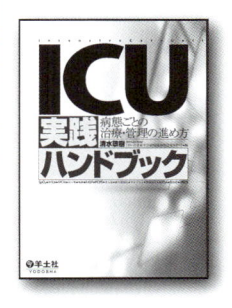

発行　羊土社 YODOSHA
〒101-0052　東京都千代田区神田小川町2-5-1　TEL 03(5282)1211　FAX 03(5282)1212
E-mail：eigyo@yodosha.cc.jp
URL：http://www.yodosha.co.jp/

ご注文は最寄りの書店，または小社営業部まで

羊土社のおすすめ書籍

人工呼吸管理に強くなる

人工呼吸の基礎から病態に応じた設定,トラブル対応まで
誰も教えてくれなかった人工呼吸管理のABC

讃井將満,大庭祐二／編

- 初学者のために人工呼吸管理の基本をとことん噛み砕いて解説！
- 用語解説,装置の設定法,患者への適応,トラブルシューティング,一歩進んだ知識など,エビデンスに基づく適切な患者管理の方法が身に付く！

☐ 定価(本体4,700円＋税) ☐ B5判 ☐ 309頁 ☐ ISBN978-4-7581-0697-9

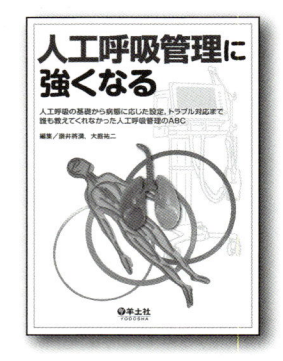

血液浄化療法に強くなる

やさしくわかる急性期の腎代替療法・アフェレシスの基本から、
ケースで学ぶ状況・疾患別の実践的対応まで

木村健二郎,安田　隆／監　　柴垣有吾,櫻田　勉／編集責任
聖マリアンナ医科大学病院腎臓・高血圧内科／編

- 血液浄化療法を楽しく学べる入門書！
- 腎代替療法とアフェレシスの基本から,導入・施行時のトラブル対応,疾患ごとの使い分けまで,研修医＆指導医の対話形式でやさしく解説.

☐ 定価(本体4,700円＋税) ☐ B5判 ☐ 271頁 ☐ ISBN978-4-7581-1738-8

血液ガス・酸塩基平衡に強くなる

数値をすばやく読み解くワザと輸液療法の要点がケース演習で身につく

白髪宏司／著

- 苦手意識が吹っ飛ぶ！正しい判断に素早く辿り着く匠のワザと,いつの間にか実力がつく症例トレーニング！
- 酸塩基平衡や輸液療法の要点が,根拠からわかるレクチャーも充実！

☐ 定価(本体3,600円＋税) ☐ B5判 ☐ 244頁 ☐ ISBN978-4-7581-1735-7

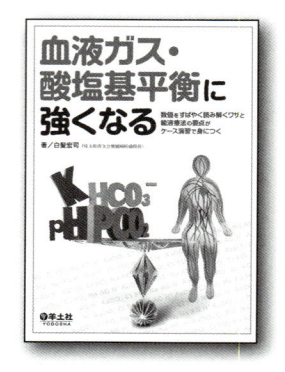

発行　羊土社 YODOSHA　〒101-0052　東京都千代田区神田小川町2-5-1　TEL 03(5282)1211　FAX 03(5282)1212
E-mail：eigyo@yodosha.co.jp
URL：http://www.yodosha.co.jp/　　ご注文は最寄りの書店,または小社営業部まで